Kleinwechter/Schäfer-Graf/Mäder

Der große Schwangerschafts-Ratgeber für Diabetikerinnen

Die Autoren

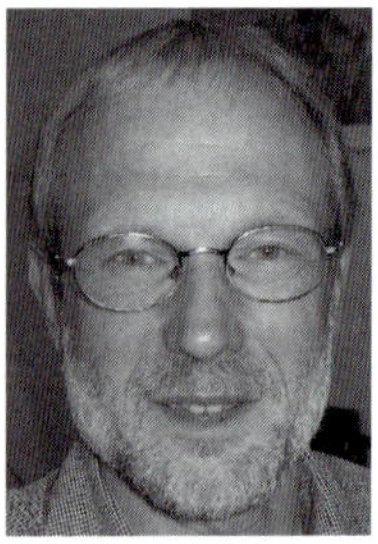

Dr.med.Helmut Kleinwechter, 52 Jahre, verheiratet, zwei erwachsene Kinder, studierte Medizin und Psychologie in Bonn und Kiel und ist Facharzt für Innere Medizin und Diabetologe DDG. Nach 13 Jahren Tätigkeit in einem kommunalen Krankenhaus in Eckernförde/ Schleswig-Holstein und Aufbau einer Diabetesschulungsstation ist er seit 11 Jahren in eigener Gemeinschaftspraxis in Kiel niedergelassen mit Schwerpunkt Diabetesbetreuung und -schulung. Seine Interessen- und Arbeitsschwerpunkte sind die Betreuung von Schwangeren mit Diabetes mellitus, Patientenschulungen, Ärztefortbildungen und Insulinpumpen. Wissenschaftlich arbeitet er im Bereich der qualitätsorientierten Patientenversorgung. Seit dem Jahr 2000 ist er internistischer Sprecher der Arbeitsgemeinschaft »Diabetes und Schwangerschaft« der Deutschen Diabetes-Gesellschaft.

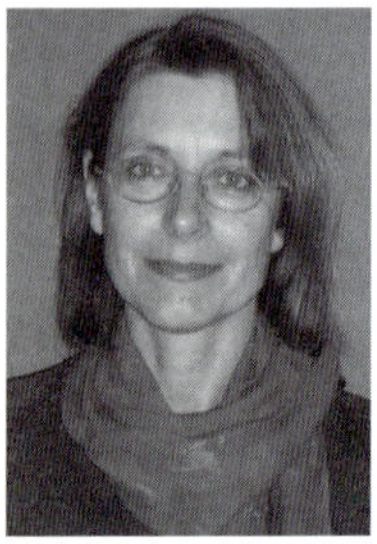

Dr. Ute M. Schäfer-Graf (* 1959) ist verheiratet und hat zwei Kinder im Alter von 2 und 7 Jahren. Sie ist als Fachärztin für Gynäkologie und Geburtshilfe auf die Betreuung von Schwangeren mit Diabetes spezialisiert und an der Geburtsklinik des Vivantes Klinikums Neukölln in Berlin beschäftigt, einer der größten deutschen Geburtskliniken mit über 3000 Entbindungen. Als Mitglied bzw. Sprecherin von nationalen und internationalen wissenschaftlichen Arbeitsgruppen in der Geburtsmedizin und Diabetologie wirkt sie bei der Festlegung von Behandlungsstandards für schwangere Diabetikerinnen und ihre Kinder mit. Seit ihrer mehrjährigen Tätigkeit in Los Angeles/USA beschäftigt sie sich zudem intensiv mit der klinischen Forschung auf dem Gebiet Diabetes und Schwangerschaft, was sich in zahlreichen Beiträgen in verschiedensten Medien sowohl für Fachleute als auch Laien niederschlägt.

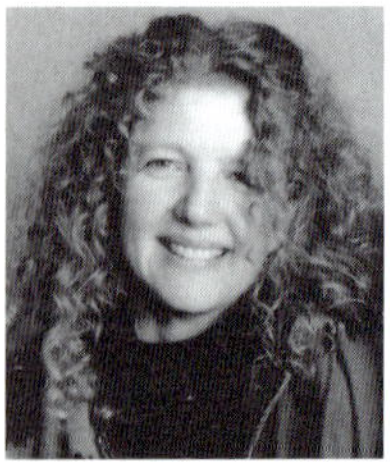

Ursula Mäder, Mutter von 2 Kindern, arbeitete zunächst als ausgebildete Altenpflegerin und Stationsleitung in der Schweiz. Danach folgte ein längerer Aufenthalt in Kalkutta/Indien, wo sie im Kinderkrankenhaus, Leprazentrum und Sterbehaus von Mutter Teresa tätig war. Danach absolvierte sie die Ausbildung zur Hebamme und ist seitdem am Vivantes Klinikum Berlin-Neukölln tätig, wo sie bereits weit über 1000 Geburten betreut hat. Freiberuflich betreut sie Schwangere in der Vor- und Nachsorge sowie Frauen mit Risikoschwangerschaften. Während Ihres 7-jährigen Aufenthaltes in New York, wo auch ihre Kinder geboren sind, machte sie eine Zusatzausbildung in ayurvedischer Ernährungsbetratung.

Dr. med. Helmut Kleinwechter
Dr. med. Ute Schäfer-Graf
Ursula Mäder, Hebamme

Der große Schwangerschafts-Ratgeber für Diabetikerinnen

- Gut vorbereitet schwanger werden
- Sicher durch Schwangerschaft und Geburt
- So vermeiden Sie Risiken für sich und Ihr Baby

Für Typ-1-, Typ-2- und Gestationsdiabetes

TRIAS

Bibliografische Information Der Deutschen Bibliothek
Die Deutsche Bibliothek verzeichnet diese Publikation in der Deutschen Nationalbibliografie; detaillierte bibliografische Daten sind im Internet über http://dnb.ddb.de abrufbar

Programmplanung:
Uta Spieldiener

Redaktion:
Karolin Kalmbach

Umschlaggestaltung:
Cyclus · Visuelle Kommunikation, Stuttgart

Umschlagfotos: ZEFA

Abbildungsnachweis:
Archiv der Thieme Verlagsgruppe: S. 13, 28, 55, 75, 83, 86 oben, 91, 104, 124, 127, 132, 136, 137, 141, 158; von den Autoren: S. 32, 64, 66, 69, 78, 80, 86 unten, 87, 89, 95, 96, 97, 100, 108, 113, 114, 116, 119, 123, 126, 129, 135, 150, 152; Abb. S. 133 aus: Dohmen: So ernähre ich mein Baby richtig und gesund, TRIAS 2003; Abb. S. 24, 149 und 153 aus: Standl/Mehnert: Das große TRIAS-Handbuch für Diabetiker, TRIAS 2001.

Wichtiger Hinweis:
Wie jede Wissenschaft ist die Medizin ständigen Entwicklungen unterworfen. Forschung und klinische Erfahrung erweitern unsere Erkenntnisse, insbesondere was Behandlung und medikamentöse Therapie anbelangt. Soweit in diesem Werk eine Dosierung oder eine Applikation erwähnt wird, darf der Leser zwar darauf vertrauen, dass Autoren und Verlag große Sorgfalt darauf verwandt haben, dass diese Angabe **dem Wissensstand bei Fertigstellung des Werkes** entspricht.
Für Angaben über Dosierungsanweisungen und Applikationsformen kann vom Verlag jedoch keine Gewähr übernommen werden. **Jeder Benutzer ist angehalten,** durch sorgfältige Prüfung der Beipackzettel der verwendeten Präparate und gegebenenfalls nach Konsultation eines Spezialisten festzustellen, ob die dort gegebene Empfehlung für Dosierungen oder die Beachtung von Kontraindikationen gegenüber der Angabe in diesem Buch abweicht. Eine solche Prüfung ist besonders wichtig bei selten verwendeten Präparaten oder solchen, die neu auf den Markt gebracht worden sind. **Jede Dosierung oder Applikation erfolgt auf eigene Gefahr des Benutzers.** Autoren und Verlag appellieren an jeden Benutzer, ihnen etwa auffallende Ungenauigkeiten mitzuteilen.

Oswald-Hesse-Str. 50
70469 Stuttgart
Printed in Germany

Gedruckt auf chlorfrei gebleichtem Papier

Satz: Fotosatz H. Buck, Kumhausen
Druck: Gulde-Druck, Tübingen

ISBN 3-8304-3136-8 1 2 3 4 5 6

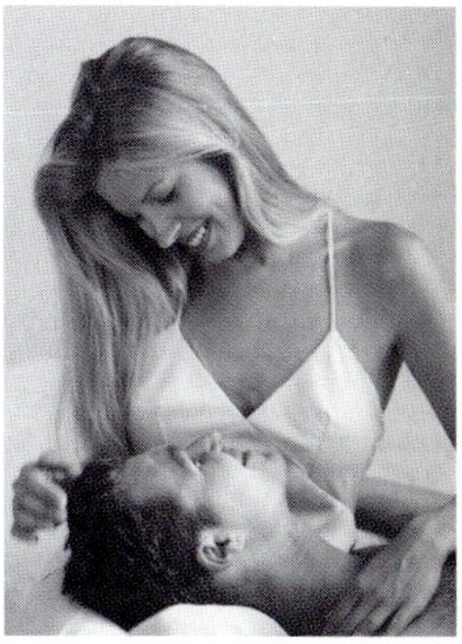

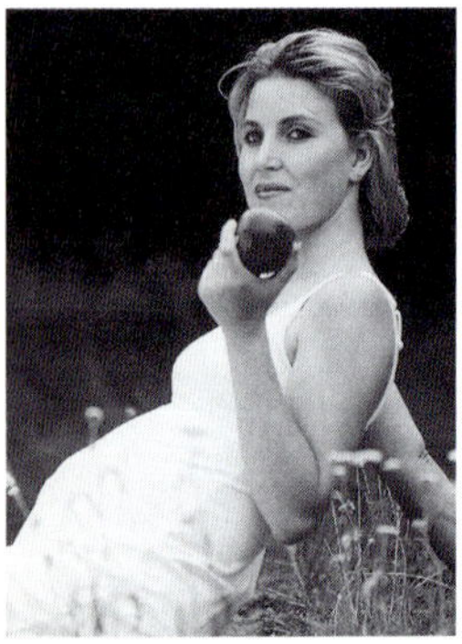

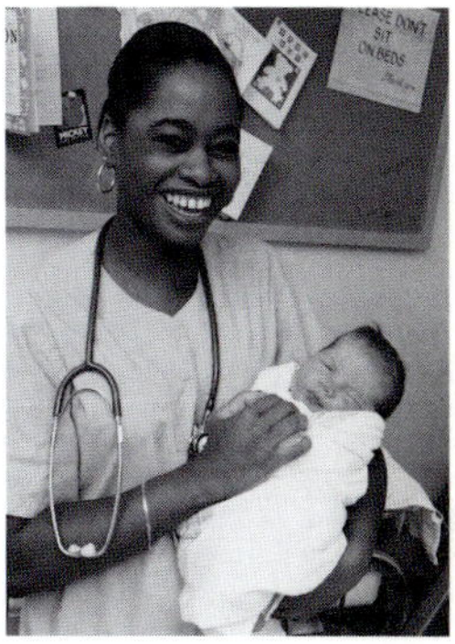

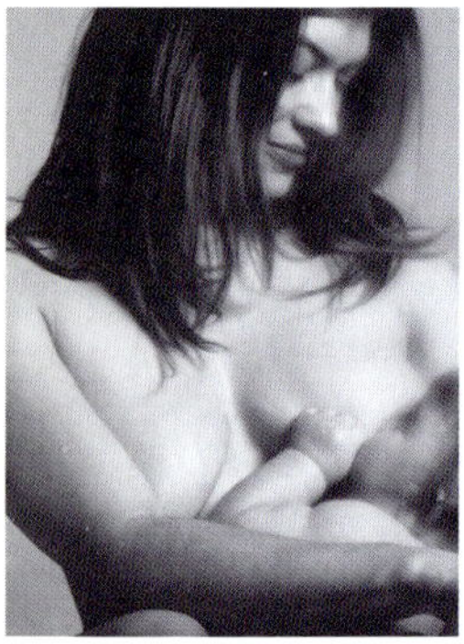

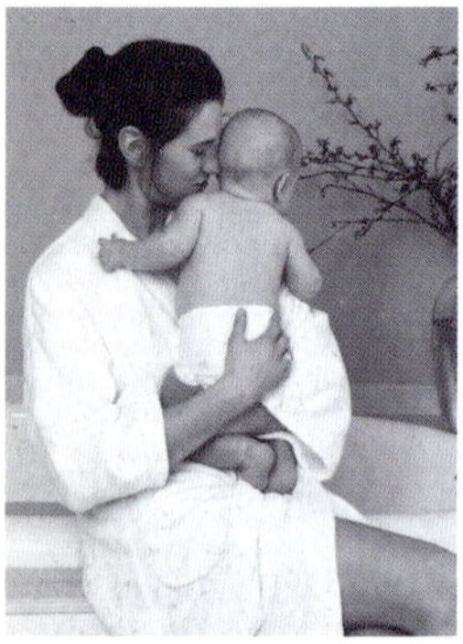

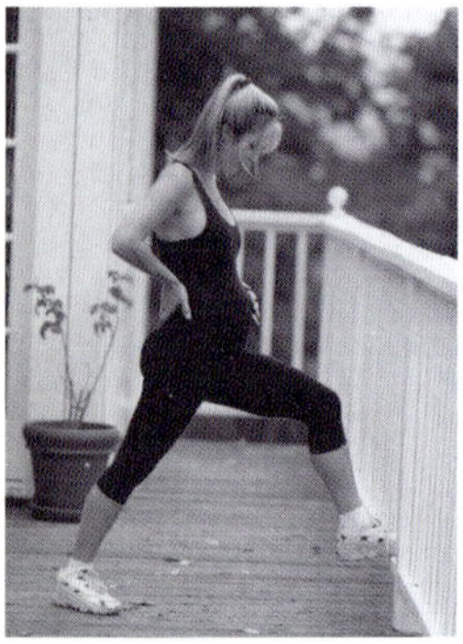

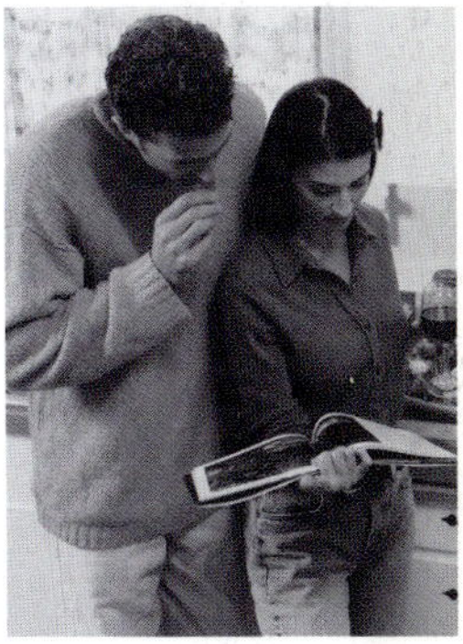

Liebe Leserin, lieber Leser

Dieses Buch richtet sich an Frauen mit Diabetes, die bereits schwanger sind oder schwanger werden möchten. Manche Aspekte, die wir aufgegriffen haben, gelten in erster Linie für Frauen mit bekanntem Typ-1-Diabetes. Viele Fragen und allgemeine Probleme betreffen jedoch auch Frauen mit Typ-2-Diabetes oder einem sogenannten »Schwangerschafts – oder Gestationsdiabetes«, das heißt einem erstmals in der Schwangerschaft diagnostizierten Diabetes. Gerade für Frauen mit Schwangerschaftsdiabetes tauchen viele Fragen auf. Sie werden während der Schwangerschaft mit einem für Sie bis dahin unbekannten Krankheitsbild konfrontiert. Es gibt viele Überlappungen zwischen den verschiedenen Formen des Diabetes in der Schwangerschaft. Auf die speziellen Aspekte, die Frauen mit Schwangerschaftsdiabetes oder Typ-2-Diabetes betreffen, wird in gesonderten Kapiteln eingegangen. Dieses Buch kann und darf nicht das Gespräch mit Ihrem behandelnden Arzt/in ersetzen. Es soll vielmehr anregen zu schmökern und sich selbst zusätzlich zu informieren.

Die St.-Vincent-Erklärung der Weltgesundheitsorganisation (Region Europa) aus dem Jahre 1989 forderte, dass sich der Verlauf der Schwangerschaft von Nichtdiabetikerinnen und Diabetikerinnen nicht unterscheiden sollte. Unser Buch soll durch fachliche Informationen – mit Schwerpunkt auf den praktischen Problemen – dazu beitragen, dass Diabetikerinnen selbst aktiv den Ausgang Ihrer Schwangerschaft mit beeinflussen können. Wir möchten Mut machen für eine Schwangerschaft trotz Diabetes. Für jede Schwangere ist die Schwangerschaft mit ambivalenten Gefühlen besetzt, nicht nur für Diabetikerinnen. Freude ist gepaart mit Angst um das Kind und sich selbst. Bis zur Einführung des Insulins 1922 war eine Schwangerschaft für eine Frau mit Diabetes lebensgefährlich und selbst in den 70–80er-Jahren war der Ausgang der Schwangerschaft eher ungewiss. Durch enorme Verbesserungen auf Seiten der Diabetologie, insbesondere der Möglichkeit der Blutzuckerselbstkontrolle mit flexibler Anpassung der Insulintherapie und dem Wissen um die Bedeutung einer guten Stoffwechseleinstellung vor Eintritt der Schwangerschaft, haben Diabetikerinnen heute eine hohe Chance für eine Schwangerschaft mit gutem Ausgang für Mutter und Kind. Dazu kommen erhebliche Verbesserungen in den Überwachungsmöglichkeiten von Seiten der Geburtshelfer. Trotz des Diabetes sollte die Freude über die Schwangerschaft im Vordergrund stehen. Es darf aber nicht verschwiegen werden, dass die Schwangerschaft eine besondere Herausforderung darstellt, für die Diabetikerin selbst und für Ihre Umgebung. Die Betreuung einer schwangeren Diabetikerin erfordert eine frühzeitige enge Zusammenarbeit aller beteiligten Fachrichtungen: Diabetologie, Geburtsmedizin und Kinderheilkunde. Die Stoffwechselkontrolle benötigt die volle Aufmerksamkeit mit vielen Kontrollen am Tag und oft hat man das Gefühl, dass der Zucker verrückt spielt und sich völlig anders verhält als vor der Schwangerschaft. Das erfordert viel Geduld und Verständnis.

Wir möchten Ihnen aber nicht nur auf Diabetes bezogene medizinische Fakten vermitteln. Ihre Schwangerschaft soll nicht auf das »Problem« Diabetes reduziert werden. Auch Sie werden die ganz normalen Freuden und Unannehmlichkeiten einer Schwangerschaft erleben und wir möchten Ihnen helfen, auch mit praktischen Tipps von Seiten einer Hebamme, Ihre Schwangerschaft und die ersten Wochen mit Ihrem Kind zu genießen.

Wir möchten nicht versäumen, Frau Spieldiener vom Trias-Verlag für ihre Initiative für dieses Buch und Frau Kalmbach für ihre Unterstützung bei der Überarbeitung des Textes und der Auswahl der Illustrationen zu danken. Danken möchten wir auch Dr. Hummel vom Institut für Diabetesforschung in München für die Verfassung des Kapitels »Bekommt das Baby auch Diabetes« und Dr. Jantke vom Fertility Center Berlin für den Beitrag »Wenn das Baby auf sich warten lässt«, Dr. Kilavuz vom Vivantes Klinikum Berlin-Neukölln und Dr. Henrich von der Charité in Berlin für die Überlassung von Ultraschallbildern sowie vielen Hebammen und weisen Frauen für ihre Erfahrungen und den Hebammenschülerinnen Kurs 2000/03 für die Bereitstellung ihrer Forschungsarbeit »Wege mit dem Geburtsschmerz«. Und nicht zu vergessen, der Dank an unsere Familien, insbesondere unsere Kinder für Ihre Nachsicht, wenn wir eine Zeitlang nicht Ihnen, sondern der Entstehung dieses Buches unsere freie Zeit gewidmet haben.

Wie Sie sehen haben wir drei Autoren/innen nicht nur aus der Sicht von »Diabetesexperten« geschrieben, sondern auch aus der Sicht von Eltern und ehemaligen Schwangeren.

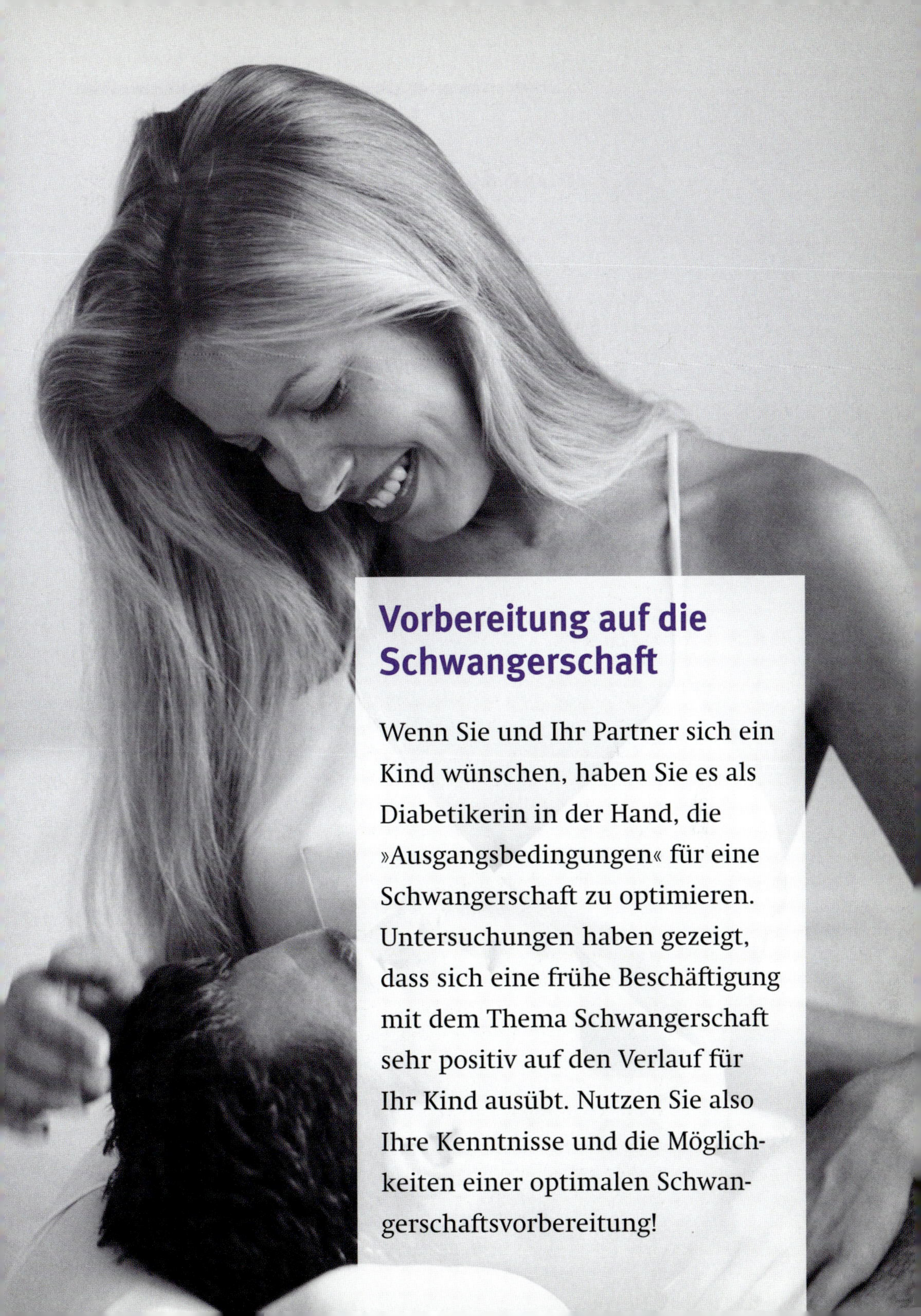

Vorbereitung auf die Schwangerschaft

Wenn Sie und Ihr Partner sich ein Kind wünschen, haben Sie es als Diabetikerin in der Hand, die »Ausgangsbedingungen« für eine Schwangerschaft zu optimieren. Untersuchungen haben gezeigt, dass sich eine frühe Beschäftigung mit dem Thema Schwangerschaft sehr positiv auf den Verlauf für Ihr Kind ausübt. Nutzen Sie also Ihre Kenntnisse und die Möglichkeiten einer optimalen Schwangerschaftsvorbereitung!

Der richtige Augenblick

Es wäre doch schön: Sie haben Ihre Berufsausbildung abgeschlossen und einige Jahre Berufserfahrung gesammelt. Sie haben den idealen Partner fürs Leben gefunden, sind vielleicht mit ihm gereist, gemeinsamen Hobbies nachgegangen, Sie haben einen gemeinsamen Freundeskreis aufgebaut, Ihr Zuhause eingerichtet, leben schon einige Jahre zusammen – und doch fehlt etwas. Jetzt, so denken Sie, wäre die Zeit genau richtig für den Nachwuchs. Der soll nun geplant werden, Sie fühlen sich dafür reif, es kommt Ihnen gelegen.

Aber leider: das Leben läuft doch ganz anders als nach der hier angegebenen Rezeptur – Lebenslinien entwickeln sich im Spiegel der persönlichen Eigenschaften sehr unterschiedlich, individuell. Außerdem geht es im Leben mal geordnet zu, mal »drunter und drüber«, dann läuft es ruhig, dann wieder chaotisch. Und was die Planung der Schwangerschaft angeht: alles im Leben lässt sich eben nicht planen wie auf einer Architektenzeichnung. So werden mindestens 40–50 % der Frauen mit Typ-1-Diabetes mehr oder weniger »ungewollt« schwanger. Das heißt: zu diesem Zeitpunkt war es vielleicht mit der Stoffwechseleinstellung nicht ganz so optimal, wie es hätte sein können oder der Zeitpunkt kam doch etwas überraschend, auch wenn Sie sich bei Bestätigung der Schwangerschaft ganz intensiv darüber freuen können. Jedenfalls nach dem ersten kleinen Schreck.

Nutzen Sie Ihre Kenntnisse über Blutzuckerwerte, Insulindosierungen und Ihren Körper gezielt bei der Vorbereitung auf eine Schwangerschaft.

Als Frau mit Diabetes mellitus haben Sie es in der Hand, einen günstigen Zeitpunkt für eine Schwangerschaft zu wählen. Sind Sie doch durch die Selbstführung der Blutzuckerwerte, durch die Diabetesschulung und durch die Kontakte mit Ihrem Diabetesarzt daran gewöhnt, für die Zukunft zu überlegen: »Wenn ich jetzt diese Menge Kohlenhydrate (KE bzw. BE) esse und diese Dosis Insulin bei diesem gemessenen Blutzucker spritze und vielleicht noch in den nächsten Stunden Sport mache, dann wird nach meiner Erfahrung der Blutzucker in drei bis vier Stunden in dem von mir geschätzten Bereich liegen.« Genau diese Kenntnisse und Stärken sollten Sie für die Vorbereitung auf eine Schwangerschaft gezielt einsetzen.

Stoffwechseloptimierung – was heißt das?

Die Ärzte und das Diabetes-Beratungspersonal haben gut reden: »Wenn Sie schwanger werden wollen«, sagen Diabetesarzt, Diabetesberaterinnen, Hebammen und Frauenarzt wie mit einer Stimme – »muss der Stoffwechsel möglichst schon vorher optimal eingestellt sein«. Aber was heißt das eigentlich: optimal? Und warum wird darauf so viel Wert gelegt?

Welche Blutzuckerwerte sollen erreicht werden?

Für eine nahezu normale Blutzuckereinstellung werden im allgemeinen Werte um 100 mg/dl vor den Hauptmahlzeiten empfohlen. Da niemand so genau eine Punktlandung machen kann, empfehlen deshalb viele Diabetesärzte keinen Zielpunkt, sondern einen Zielbereich von 80–120 mg/dl vor dem Essen. Dies trägt auch den Schwankungen, d. h. Ungenauigkeiten der Blutzuckerselbstmessung Rechnung. Diese liegen, eine gute Messung vorausgesetzt, etwa bei 10 bis 15 %, manchmal deutlich höher. Wer die Ziel-Blutzuckerwerte bei mindestens vier von fünf der Messungen erreicht, kann damit rechnen, dass das HbA1c etwa um 6,5 % oder leicht darunter liegt, bei einem oberen Grenzwert für Menschen ohne Diabetes mellitus von 6 %.

Ein Zielbereich von 80–120 mg/dl vor dem Essen wird empfohlen.

Sie sollten sich von Ihrem Diabetesarzt den sogenannten Referenzbereich des HbA1c seiner Messungen unbedingt geben lassen. In unserem Labor beträgt er z. B. 4,3 bis 5,7 %. Dieser Bereich wird an gesunden Menschen ermittelt und erfasst von diesen wiederum 95 %. Wenn Sie zur oberen Grenze 0,5–1,0 % hinzuzählen – in diesem Beispiel 5,7 % – kommen Sie auf 6,2–6,7 % und haben damit eine Zielbereich, den Sie vor der Schwangerschaft vor Augen haben sollten. Es gibt eine Reihe von Methoden, das HbA1c zu bestimmen und die Referenzbereiche sind ein wenig verschieden. Informieren Sie sich bei Ihrem Diabetesarzt. Allgemein ist ein HbA1c-Ziel von unter 6,5 % erstrebenswert. Damit liegen Sie innerhalb von 1 % oberhalb des Referenzbereiches.

Blutzuckerwerte nach dem Essen

Die Blutzuckerwerte nach dem Essen sind während der Schwangerschaft von großer Bedeutung.

Während ohne eine Schwangerschaft die Messung von Blutzuckerwerten nach den Mahlzeiten für die Stoffwechselführung keine entscheidende Rolle spielt, sind während der Schwangerschaft die Blutzuckerwerte ein bis zwei Stunden nach dem Essen von großer Bedeutung. Im zweiten, aber besonders im dritten Drittel der Schwangerschaft haben erhöhte Werte nach den Mahlzeiten einen Einfluss auf das kindliche Größenwachstum und können wahrscheinlich auch die Plazentafunktion stören. Überernährung mit übermäßigem Größenwachstum aber auch Unterernährung des Kindes durch unzureichende Arbeit der Plazenta wären die Folge. Dass durch hohe Blutzuckerwerte »große Babies« entstehen können, ist sogar vielen Laien gut bekannt.

Weniger bekannt sind die Auswirkungen erhöhter Blutzuckerwerte in der frühen Schwangerschaft. Im ersten Drittel der Schwangerschaft, besonders aber bis zur 10. Schwangerschaftswoche, können wiederholt oder ständig erhöhte Blutzuckerwerte ungünstige Auswirkungen auf den Embryo haben. Die Folge können kleine und auch größere Fehlbildungen sein, da das im Erbgut programmierte, plastische Ausformen der Körperteile durch erhöhte Blutzuckerwerte gestört werden kann. Der Zusammenhang zwischen nicht optimalen Blutzuckerwerten und Fehlbildungen ist durch Untersuchungen aus den letzten 30 Jahren gut belegt. Eine besondere Anstrengung mit gezielter Vorbereitung auf die Schwangerschaft lohnt sich also.

Machen Sie als Vorbereitung ab und zu ein Tagesprofil mit Werten vor und nach dem Essen.

Zur Vorbereitung auf eine Schwangerschaft können Sie gelegentlich ein sogenanntes Tagesprofil machen, mit Werten vor und zwei Stunden nach den Mahlzeiten. Wenn Sie diese sechs Werten addieren und die Summe durch sechs teilen, erhalten Sie den Blutzuckerdurchschnitt eines Tages – ein Ergebnis zwischen 85 und 100 mg/dl wäre sehr gut. Über 110 mg/dl würde bedeuten, Sie sollten sich noch ein wenig verbessern, unter 85 mg/dl würde heißen, Sie sind zu tief eingestellt, die Unterzuckerungsgefahr erhöht sich.

Lohnt sich mehr Regelmäßigkeit und Disziplin?

Die Antwort auf diese Frage heißt: Unbedingt! Eine moderne Diabetesschulung hat Ihnen vermittelt, dass sich die intensivierte Insulintherapie Ihrem Lebensrhythmus anpasst und nicht umgekehrt. Sie haben gelernt, Ihre Basalinsulin-Versorgung (»Basis«) getrennt vom Mahlzeiteninsulin (»Bolus«) zu betrachten. Sie können essen wann Sie wollen und wie viel Sie wollen und brauchen auch – in gewissem Rahmen – nicht auf Haushaltszucker und Süßigkeiten zu verzichten. Am Wochenende und im Urlaub schlafen Sie bis mittags, stellen nur morgens den Wecker für das Basisinsulin oder verwenden ein Langzeit-Insulinanalogon und schlafen einfach aus, bis Sie wach werden. Wenn Sie eine Insulinpumpe haben, ist alles noch viel einfacher. Wenn Sie mal keinen Hunger haben, essen Sie auch den ganzen Tag gar nichts, oder höchstens mittags mal einen Salat mit »Null« Kohlenhydraten.

Mehr Disziplin und ein regelmäßiger Tagesablauf bei der Planung einer Schwangerschaft lohnt sich.

Vielleicht lassen Sie auch mal die eine oder andere Blutzuckermessung weg und führen schon seit längerer Zeit kein oder nur ein sehr lückenhaftes Protokoll, weil Sie alles ganz gut »im Gefühl« haben. Die Abstände der Besuche bei Ihrem Diabetologen haben sich im Laufe der Zeit vergrößert, manchmal schaffen Sie es nur einmal im Jahr. Man hat soviel um die Ohren.

Vor der Schwangerschaft beachten

Schon bei der Planung einer Schwangerschaft sollten Sie das Rad der Freiheit freiwillig ein wenig zurückdrehen:

- Messen Sie mindestens viermal täglich den Blutzucker und protokollieren Sie die Werte; vermerken Sie im Protokoll Besonderheiten.
- Versuchen Sie, Ihren Tag regelmäßiger zu gestalten.
- Reduzieren Sie die Menge an Haushaltszucker und Süßigkeiten.
- Vereinbaren Sie regelmäßige Termine bei Ihrem Diabetesarzt, die Abstände sollten nicht größer als zwei Monate sein. Bringen Sie Ihr Protokollheft mit und besprechen Sie die notwendigen Maßnahmen, um eine stabile, nahezu normalisierte Blutzuckereinstellung zu erreichen. Es lohnt sich.

Welche Rolle spielt das HbA1c?

Das HbA1c (Hämoglobin-A1c oder glykolisiertes Hämoglobin) ist zum wichtigsten Messwert zur Beurteilung der Einstellungsqualität des Diabetes-Stoffwechsels für Sie als Patientin und für

Ihren Diabetesarzt geworden. Das HbA1c erlaubt rückblickend eine Einschätzung der Stoffwechseleinstellung über mindestens zwei Monate. Allerdings sagt das HbA1c nicht, wann und wie lange die Blutzuckerwerte zu hoch oder zu niedrig waren, ob der Stoffwechsel stabil war oder größere Schwankungen aufgetreten sind. Mit sechs HbA1c-Werten pro Jahr haben Sie einen lückenlosen, fortlaufenden Überblick über die Qualität Ihrer Stoffwechsel-Selbstführung und können einschätzen, ob sich für die Zukunft ein erhöhtes Risiko für die Entwicklung von Folgekomplikationen ergibt, besonders an den Augen und an den Nieren. Vor und während der Schwangerschaft hat das HbA1c aber eine noch weitergehende Bedeutung:

HbA1c ist der wichtigste Messwert zur Einschätzung der Stoffwechseleinstellung.

Seit mehr als 20 Jahren haben Diabetologen und Frauenärzte sehr genaue Vorstellungen davon entwickelt, in welchem Zusammenhang HbA1c-Werte mit dem Risiko für Fehlbildungen stehen. Wenn Frauen bei einer HbA1c-Bestimmung im ersten Schwangerschaftsdrittel einen Wert unter 8,6 % erreichten, traten in 3 % Fehlbildungen auf, also nicht häufiger als bei Schwangeren ohne Diabetes mellitus. Dies betraf kleinere und größere Fehlbildungen. Lag der Wert über 8,6 % stieg die Rate auf 22 % – Fehlbildungen traten also bei hohen HbA1c-Werten sieben Mal häufiger auf. Bis zu einem HbA1c von 6,5 % gab es nach einer Reihe von Erhebungen keinen Unterschied in der Fehlbildungsrate im Vergleich zu stoffwechselgesunden Schwangeren. Für die Abschätzung des Risikos auf Fehlbildungen ist also der HbA1c-Wert das einfachste und wichtigste, was angeboten werden kann.

Soll ich mich mit den Blutzuckerwerten und meinem Wissen gezielt auf meine Schwangerschaft vorbereiten?

Gute Blutzuckerwerte vor der Empfängnis senken die Fehlbildungsrate erheblich.

Auch hier heißt die Antwort: Ja! Die gezielte Vorbereitung lohnt sich für Sie ganz besonders. Seit vielen Jahren ist bekannt, dass die Kinder von Frauen dann eine geringe Rate an Fehlbildungen aufwiesen, wenn Ihre Mütter schon vor der Empfängnis gute Blutzuckerwerte erzielten. Konnte die gute Einstellung so früh wie möglich erreicht werden, lag die Fehlbildungsrate nur halb so hoch im Vergleich zu 9 %, wenn die gute Einstellung erst später umgesetzt wurde. In einer anderen Untersuchung konnte festgestellt werden, dass eine gute Blutzuckerkontrolle vor der Empfängnis nicht zu einer Häufung von Fehlbildungen führte, während bei einer guten Einstellung erst nach der Empfängnis die Rate mit fast 11 % auf das Neunfache anstieg. Es spricht also alles dafür, die erforderlichen Schritte für eine gute Blutzuckereinstellung schon vor der Empfängnis zu unternehmen. Das HbA1c bestätigt dann nur die von Ihnen bereits gemessenen und protokollierten guten Blutzuckerwerte.

Vorteil: Frühe Beschäftigung mit dem Thema Schwangerschaft

Sich so früh wie eben möglich mit einer Schwangerschaft zu beschäftigen – hierin liegt offensichtlich das Erfolgsgeheimnis für einen guten Verlauf für das Kind. Wenn man sich die Ergebnisse verschiedener Studienberichte ansieht, kann festgehalten werden: bei möglichst früh wahrgenommener Beratung lag die Rate der Fehlbildungen nach einer ganzen Reihe von Untersuchungen im Durchschnitt bei 2,5 %, bei später Beratung, d. h. meist nach der 8.Schwangerschaftswoche, zwischen 7 % und 11 %, im Durchschnitt bei 8 %. Damit senkt eine möglichst frühe Beratung die Häufigkeit von Fehlbildungen um mehr als das Dreifache. Bitte vergessen Sie das nicht.

Je früher Sie sich mit dem Thema Schwangerschaft beschäftigen, desto besser!

Allerdings liegen auch heute noch, trotz sehr guter Stoffwechseleinstellung während der Schwangerschaft, die Raten an Fehlbildungen etwa drei- bis viermal höher im Vergleich zu stoffwechselgesunden Frauen. Die einzige Chance, dieses Problem zu bewältigen ist also, die Schwangerschaft zu planen und sich so früh wie möglich damit zu beschäftigen. Das allgemeine Grundrisiko von Fehlbildungen kann damit natürlich nicht beeinflusst werden, es betrifft alle Schwangeren mit oder ohne Diabetes. Es können auch andere Ursachen, unabhängig von erhöhten Blutzuckerwerten, zu Fehlbildungen führen. Eine »100 %-In-Ordnung-Garantie« gibt es bei keiner Schwangerschaft.

Welche Fehlbildungen können auftreten?

Fehlbildungen, früher sprachlich etwas unglücklich »Missbildungen« genannt, sind das Ergebnis einer fehlerhaften Organentwicklung in den ersten Schwangerschaftswochen. Viele Frauen wissen zu diesem Zeitpunkt noch nicht, dass sie schwanger sind. Der Wunsch der werdenden Mutter und des Vaters »Hauptsache gesund« bringt zum Ausdruck, dass am Kind »alles dran« sein und es gesund auf die Welt kommen soll. Alle wünschen sich das.

Kleine Fehlbildungen schränken das Kind kaum ein.

Es werden so genannte kleine und große Fehlbildungen unterschieden. Kleine Fehlbildungen, wie beispielsweise ein sechster Finger oder eine zu klein geratene Ohrmuschel, schränken Gesundheit und Lebenserwartung des Kindes in keiner Weise ein, stellen höchstens ein Handicap in der Körperwahrnehmung dar oder wirken ästhetisch störend. Manche der äußerlich sichtbaren Fehlbildungen können später durch plastisch chirurgische Eingriffe verbessert, wenn nicht sogar beseitigt werden.

Große Fehlbildungen müssen evtl. durch operative Maßnahmen behandelt werden.

Große Fehlbildungen, wie Herzfehler, fehlende Nieren oder ein unvollständig geschlossener Wirbelsäulenkanal mit freiliegendem Rückenmark (Spaltbildung) haben weiterreichende Konsequenzen. In einigen Fällen besteht unmittelbare Lebensgefahr direkt nach der Geburt oder es besteht die Notwendigkeit, die Versorgung des Kindes und operative Korrekturen über Jahre im Voraus zu planen. So müssen manche Herzfehler sofort nach der Geburt operativ behoben werden (»blaue Babies«). An manchen Universitätszentren werden sogar die noch ungeborenen Kinder schon im Mutterleib bestimmten Eingriffen unterzogen, in einigen Fällen auch durch Operationen mit Eröffnung der Gebärmutter. Da diese Eingriffe spektakulär sind, wurde in letzter Zeit häufiger darüber in den Medien berichtet. Es handelt sich um Experimente, die keinesfalls als medizinische Routineverfahren anzusehen sind. Uns ist nicht bekannt, dass sich jemals eine schwangere Diabetikerin solch einem Eingriff unterzogen hat.

Einige Fehlbildungen sind so ausgeprägt, dass für das Kind nach der Geburt keine realistische Überlebenschance besteht oder ein lebenswertes, selbstbestimmtes Leben ausgeschlossen ist. Aber diese Fälle sind glücklicherweise selten. Und noch etwas: Es gibt keine Fehlbildung, die typisch für Kinder diabetischer Mütter wäre und nur bei einem Diabetes der Mutter vorkommt. Alle Fehlbildungen werden auch bei den Kindern stoffwechselgesunder Frauen gesehen.

Allerdings zeigt sich, dass besonders Fehlbildungen am unteren Wirbelsäulen- und Rückenmarksabschnitt, Organ-Seitenvertauschung, doppelte Harnleiterbildung, Fehlanlage von Armen und Beinen, Nierenfehlbildungen und Herzfehler bei Kindern diabetischer Mütter häufiger als bei Kindern stoffwechselgesunder Mütter vorkommen. Die Rückenmarksschädigungen durch unvollständigen Schluss des Wirbelkanals führen zu einer erheblichen gesundheitlichen Beeinträchtigung mit großer Einschränkung der Lebensqualität der Kinder. Durch Folsäuregabe schon vor der Schwangerschaft kann das Risiko dieser Fehlbildungen deutlich vermindert werden. Folsäure ist ein körpereigener Stoff, der zur Zellbildung benötigt wird. Folsäure wird als Tablette eingenommen. Als vorbeugende Dosis für alle Schwangeren empfiehlt sich täglich die Einnahme einer Tablette mit 400 µg Folsäure (= 0,4 mg). Haben Sie bereits ein Kind mit einer Spaltbildung des Rückenmarks geboren, wird eine Folsäuredosis von 4 mg/Tag, also das Zehnfache, empfohlen. Nehmen Sie unbedingt schon vor der geplanten Schwangerschaft Folsäure-Tabletten ein!

Folsäure vermindert das Risiko einer Rückenmarksschädigung.

Schwanger werden – der optimale Zeitplan

Was kann Ihnen also geraten werden? Wenn Sie sich mit der Möglichkeit einer Schwangerschaft beschäftigen, dann suchen Sie so früh wie möglich den Rat Ihres Diabetologen und Ihres Frauenarztes. Erst nach einer ausführlichen, frühen Beratung und einer guten Einstellung über mindestens drei Monate können Sie beruhigt die Verhütung absetzen.

Muss ich vor der Schwangerschaft schon Werte wie in der Schwangerschaft haben?

Eigentlich nein! Aber – die Meinungen hierüber sind geteilt. Das liegt sicherlich auch daran, dass über dieses wichtige Problem ein wenig Sprach- und Bedeutungsverwirrung herrscht. Die Deutsche Diabetes-Gesellschaft, die wissenschaftliche Fachgesellschaft der Diabetesärzte, hat 1997 empfohlen, vor der Empfängnis auf eine gute Schulung, auf eine intensivierte Insulinbehandlung und eine normnahe Einstellung zu achten. Normnah heißt aber nicht: völlig normalisiert, das ist ein feiner aber wichtiger Unterschied mit erheblichen Konsequenzen.

Die Deutsche Diabetes-Gesellschaft empfiehlt eine normale Einstellung vor und eine völlig normalisierte Einstellung bei nachgewiesener Schwangerschaft.

Denn die Normalisierung der Blutzuckerwerte wurde von der Deutschen Diabetes-Gesellschaft erst bei nachgewiesener Schwangerschaft empfohlen, und die Werte hierfür – gemessen mit Handmessgerät aus der Fingerbeere oder dem Ohrläppchen – lauten:

- unter 90 mg/dl direkt vor den Mahlzeiten,
- unter 140 mg/dl eine Stunde nach den Mahlzeiten,
- unter 120 mg/dl zwei Stunden nach der Mahlzeiten,
- HbA1c in der ersten Schwangerschaftshälfte im oberen Referenzbereich, also etwa 5,4 bis 6,0 %,
- HbA1c in der zweiten Schwangerschaftshälfte im unteren Referenzbereich für stoffwechselgesunde Schwangere bei einem HbA1c-Normbereich von 4,8 bis 6,0 %, also etwa bis 5,3 %.

Damit ist klar gesagt, dass vor einer Schwangerschaft eine normnahe Einstellung mit einem Ziel-HbA1c von 6,5 % oder leicht darunter völlig ausreichend ist. Denn was passiert, wenn schon vor der Schwangerschaft, eventuell sogar über eine längere Zeit, über ein bis zwei Jahre vielleicht, Blutzuckerwerte wie in der Schwangerschaft angestrebt werden? Die Antwort ist offensichtlich: Die Häufigkeit von Unterzuckerungen, besonders schwere Verläufe mit Verlust der eigenen Handlungsfähigkeit und Kontrolle oder Auftreten von Bewusstseinsverlust würde deutlich zunehmen. Auch fremde Hilfe durch Angehörige wäre häufig erforderlich, die Notwendigkeit, Glukagon zu spritzen, den Notarztwagen zu rufen oder eine Krankenhauseinweisung zu veranlassen wäre oft gegeben.

Sie müssen außerdem wissen, dass Sie durch schnelle Verbesserung Ihrer HbA1c-Werte, z. B. von 8,3 % auf 6,1 %, innerhalb von wenigen Monaten in der Folge eine veränderte, kaum noch registrierbare Wahrnehmung Ihrer Unterzuckerungszeichen erleben können. Sie messen plötzlich einen Blutzucker von 35 mg/dl und haben nichts gemerkt – das ist Ihnen früher nicht passiert. Die Ursache: durch die normnahe Einstellung mit gehäuft niedrigen Werten um 50 mg/dl wird Ihr körpereigenes Unterzuckerungswarnsystem lahm gelegt, es reagiert erst viel später auf absinkende Werte, wenn überhaupt. Das Notfallhormon Adrenalin, an dessen Körperwirkungen Sie die Unterzuckerung merken, z. B. am Zittern, am Schweißausbruch oder starken Herzklopfen, tritt viel zu spät in Aktion, um Ihre Wahrnehmung auf diese Notsituation zu lenken.

Die Vorbereitung auf eine Schwangerschaft mit sehr guten Blutzuckerwerten darf also nicht durch häufiger auftretende, schwere Unterzuckerungen erkauft werden. Auch wenn sich alles um das Kind dreht, darf die Mutter mit ihrem Typ-1-Diabetes nicht vergessen werden.

Die Merkregel heißt:

- vor der Schwangerschaft normnahe Blutzucker-Einstellung,
- in der Schwangerschaft normalisierte Blutzucker-Einstellung.

Insulinpumpen in der Schwangerschaft

Für die Schwangerschaft: Intensivierte Insulintherapie oder Pumpe?

Die Antwort lautet: Mit beiden Verfahren können gleich gute Ergebnisse für das Kind erzielt werden. Vor einigen Jahren gab es vielerorts den Reflex, bei Schwangerschaftsplanung oder eingetretener Schwangerschaft sofort eine Insulinpumpen-Behandlung in die Wege zu leiten. Das ist nach heutiger Erkenntnis übertrieben.

Wie funktioniert eigentlich eine Insulinpumpe?

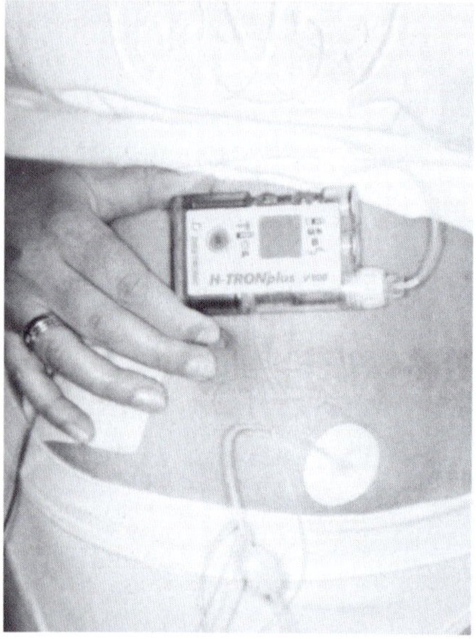

Die Insulinpumpe ist ein technisch unterstützter Spezialfall der intensivierten Insulinbehandlung mit Hilfe einer batteriebetriebenen, verkleinerten Spritzenpumpe, die man am Körper trägt. Es wird ausschließlich mit einem kurzwirksamen Insulin oder kurzwirksamen Insulinanalogon behandelt. Das Insulin befindet sich in einem Behältnis in der Pumpe, mit einem Inhalt von etwa 300 I. E. Insulin. Die Insulinzufuhr erfolgt über einen dünnen, 25–110 cm langen Kunststoffschlauch, der an der Pumpe angeschraubt wird und mit seiner Metall- oder Kunststoffnadel am anderen Ende von Ihnen selbst unter die Bauchhaut gelegt und mit einem hautfreundlichen Pflaster festgeklebt wird. Die Nadel kann bis zu 48 Stunden liegen bleiben, Kunststoffspitzen sogar noch länger.

Die Basalrate wird an der Pumpe programmiert, bei manchen Geräten jede Stunde für sich in einer ganz feinen Mengenabstufung von 0,1 I. E.-Schritten. Der in der Pumpe befindliche, batterieangetriebene Motor entleert nun entsprechend der Programmierung das kurzwirksame Insulin in kurzen Zeitabständen gleichmäßig unter die Haut. So kann eine ganz gleichmäßige Basalrate erzielt werden. Dies ist auch der wesentliche Vorteil der Insulinpumpe – denn alle gespritzten Basalinsuline müssen an- und abfluten, selbst wenn die Hersteller-Industrie von diesen behauptet, sie würden 24 Stunden ganz gleichmäßig wirken. Diese gleichmäßige Wirkung können längst nicht alle Diabetiker erzielen ... Zu den Mahlzeiten wird per Knopfdruck der Motor schneller gestellt und danach gibt die Pumpe aus dem Insulinbehältnis innerhalb weniger Sekunden das Mahlzeiteninsulin ab. Diese zur Mahlzeit gegebene Insulindosis unterscheidet sich im Wirkverlauf nicht von gespritztem Insulin. Angenehm ist natürlich, dass nicht extra gestochen werden muss.

Bietet die Pumpe in der Schwangerschaft Vorteile?

Die heute vorliegenden Studienerkenntnisse belegen, dass mit der Pumpentherapie bei allen Patienten mit Typ-1-Diabetes, unabhängig von der Betrachtung einer Schwangerschaft, gegenüber der intensivierten Insulin-Injektionsbehandlung insgesamt nur ein leichter Vorteil beim HbA1c zu erzielen ist, sofern die Injektionsbehandlung optimal durchgeführt wird. Die Verbesserung des HbA1c liegt für alle Pumpen-Patienten im Durchschnitt etwa bei 0,5 %. Weltweit sind sich die Diabetesärzte einig, dass die Mehrzahl der Patienten keine Pumpe benötigt und wahrscheinlich nur ein Anteil von 1–2 % der Typ-1-Diabetes-Patienten – Männer und Frauen, ohne Betrachtung der Schwangerschaft – von der Pumpe eine Verbesserung des HbA1c erwarten kann. Die HbA1c-Verbesserung vermindert die Risiken für Augen- und Nierenschäden. Es gibt keine Untersuchungen, die einen Vorteil für mütterliche oder kindliche Risiken während oder am Ende der Schwangerschaft durch die Insulinpumpe belegen.

Die Insulinpumpe für die Schwangerschaft bleibt also eine Einzelfallentscheidung, bei der die Patientin mit ihrem Arzt für sich ganz persönlich Vorteile und Risiken abwägen muss. Wenn Sie sich bei der Schwangerschaftsplanung für eine Insulinpumpe entschließen, ist natürlich Ihr Wunsch, Ihre positive Einstellung für diese Methode, ganz entscheidend. Sie dürfen sich nicht einfach die Pumpe umhängen – vielleicht sogar auf Druck von außen – und innerlich Ihre Bedenken oder Ihre Angst nicht ablegen können. Die Insulinpumpe ist nicht dafür geeignet, für Ihren Arzt, für Ihre Diabetesberaterin oder für die Herstellerfirma etwas Gutes zu tun, sondern für Sie selbst und Ihr Kind. Bleiben Sie eigenständig für oder gegen Ihre Pumpen-Entscheidung und treffen Sie die Entscheidung mit klarem Kopf!

Viele Diabetikerinnen fragen sich, ob es spezielle Risiken der Insulinpumpen-Behandlung gibt. – Ja, die gibt es. Neben Pflaster- oder Katheterallergien und Entzündungen (Abszessen) an der Nadeleinstichstelle, können bei Unterbrechung der Insulinzufuhr durch den Insulinmangel gehäuft sich schnell entwickelnde Überzuckerungen mit Blutübersäuerungen (Ketoazidosen) auftreten. Insulin kann z. B. durch ein Leck an der Pumpenverschraubung oder durch eine herausgerutschte Nadel austreten. Das Risiko von Ketoazidosen kann aber durch eine gute Pumpenschulung und ständigen und regelmäßigen Kontakt mit einem Pumpenzentrum vermindert werden und spielt heute nur noch eine geringe Rolle.

Wenn Sie sich für eine Insulinpumpe entschieden haben, dann ist es von erheblichem Vorteil, wenn Sie die Schulung und das Training für die Insulinpumpe schon mindestens drei Monate vor der Schwangerschaft abgeschlossen haben, um genügend Erfahrung im Alltag mit dieser Art der Insulinzufuhr zu sammeln. Neben der Insulinpumpen-Behandlung müssen Sie natürlich die intensivierte Injektionsbehandlung beherrschen, um bei Pumpenausfall sofort Insulin spritzen zu können. Sie sind zwar körperlich betrachtet »insulinabhängig«, dürfen aber nicht »pumpenabhängig« werden, das wäre ein mehr seelisches Abhängigkeitsproblem. Eine Wechsel muss jederzeit möglich sein – Sie entscheiden das, wann immer Sie wollen.

Folgende medizinischen Gründe sprechen für eine Behandlung mit Insulinpumpe bei der Schwangerschaftsvorbereitung:

- **Die Neigung zu gehäuft auftretenden Unterzuckerungen.** Durch die Insulinpumpen-Behandlung kann erwartet werden, dass die Häufigkeit der Unterzuckerungen um etwa die Hälfte zurückgeht.
- **Ein starker Anstieg des Blutzuckers in der zweiten Nachthälfte,** vielfach auch »Phänomen der Morgendämmerung« (englisch: »Dawn Phenomenon«) genannt. Die Programmierung der Pumpe erlaubt es, die Basalrate während des Schlafes für einige Stunden so anzupassen, dass eine deutliche Verbesserung des Blutzuckers vor dem Frühstück erreicht werden kann.
- **Stark schwankende (labile) Blutzuckerwerte,** mit einem ständigen, geradezu unberechenbaren Auf und Ab innerhalb weniger Stunden, z. B. vor dem Frühstück 45 mg/dl, vor dem Mittagessen 332 mg/dl, ohne dass hierfür eine Erklärung gefunden werden kann.

Als wichtigster nicht-medizinischer Grund für die Pumpenbehandlung kann angeführt werden, dass Sie sich vorher gründlich mit dieser Form der Insulingabe beschäftigt haben, es Ihr ausgesprochener Wunsch ist und es Ihnen nichts ausmacht, Ihren Diabetes in Form der am Körper befestigten Pumpe sichtbar oder unter der Kleidung verborgen mit sich herumzutragen.

Problematisch kann der Beginn einer Behandlung mit Insulinpumpe im Zusammenhang mit einer Schwangerschaft sein:

- **In der Frühschwangerschaft,** d. h. in den ersten drei Schwangerschaftsmonaten. Zu dieser Zeit ist der Stoffwechsel ohnehin sehr durcheinander, die Blutzuckerwerte schwanken stärker als sonst, es kommt häufiger zu Unterzuckerungen und manchmal ist die Bewältigung Ihres Tagesablaufes sehr schwierig wegen der starken Übelkeit oder durch das Schwangerschaftserbrechen.
- **Im Verlaufe der Schwangerschaft,** wenn mit intensivierter Insulinbehandlung alles gut läuft und von (gelegentlich unerfahrener) ärztlicher Seite Druck gemacht wird. Dann kann es zu großer Verunsicherung führen.
- **In der Spätschwangerschaft,** wenn unter Umständen der Insulinbedarf stark steigt und ständig in kleinen Abständen die Insulindosis gesteigert werden muss. Dieser normale Verlauf mit Anstieg des Insulinbedarfs sollte immer vorhergesehen und eingeplant werden. Die ständige Anpassung der Insulindosis ist mit der Insulinpumpe mindestens genauso aufwändig, da die Basalrate neu programmiert werden muss. Automatisch passt sich die Insulinpumpe dem erhöhten Bedarf nicht an. Der Chip, das Gehirn der Pumpe, bleiben Sie als Patientin. Die Pumpe ist kein selbstständig arbeitender Insulinvollautomat.

Bin ich (noch) gut geschult?

Diese Frage ist nicht leicht zu beantworten, es gibt hierfür keinen Test, den man machen könnte. Eine einfache Lösung kann sein, dass Sie Ihrem Diabetesarzt schildern, wie Sie zur Zeit mit Ihrem Diabetes umgehen. Wenn deutliche Wissenslücken erkennbar sind, Sie nicht regelmäßig vier mal am Tag den Blutzucker messen, Sie schon längere Zeit kein Protokoll mehr führen, Sie unsicher mit der KE-Berechnung geworden sind, Sie nicht wissen, ob Ihre Insulinbasis noch stimmt – dann sollten Sie sich auf eine Schwangerschaft als ersten, wichtigen Schritt durch die Teilnahme an einer strukturierten Schulung vorbereiten.

Frischen Sie Ihre Kenntnisse auf, wenn Ihre letzte Schulung mehr als drei Jahre zurückliegt.

Als Merkregel kann gelten: wenn Ihre letzte Schulung mehr als drei Jahre zurückliegt und Sie zu wenig Zeit investiert haben, sich um weiterentwickelte Erkenntnisse beim Diabetes zu kümmern, dann sollten Sie Ihren Schulungsstand auffrischen. Keine Sorge: Sie müssen hierfür nicht stationär eingewiesen werden. Heute können Sie fast überall in Deutschland eine Diabetes-Schwerpunktpraxis oder eine Ambulanz/Poliklinik erreichen, wo Ihnen eine ambulante Schulung, meist über 12 Doppelstunden à 90 Minuten angeboten wird, verteilt auf zwei bis vier Wochen. Sie fahren morgens zur Schulung und sind nachmittags oder abends wieder zu Haus, können in Ihrem eigenen Bett schlafen und die erarbeiteten Erkenntnisse sofort in die Praxis umsetzen, d.h. ausprobieren. In einigen Städten Deutschlands wird auch die Schulung in einer Nachtklinik, also teilstationär, angeboten. Nach der Arbeit fahren Sie zur Schulung, schlafen dort in der Klinik und morgens, nach dem Frühstück, beginnt wieder Ihr gewohnter Tagesablauf.

Achten Sie aber darauf, dass die von Ihnen ausgewählte Diabetes-Schwerpunktpraxis oder Schulungseinrichtung genügend Erfahrung in der Betreuung diabetischer Schwangerer hat – dies erfährt man meist durch Mundpropaganda von anderen Frauen oder durch Ihre Frauenarztpraxis.

Vor einer geplanten Schwangerschaft

Die wichtigsten Punkte, die Sie vor einer Schwangerschaft bedenken sollten, sind:

- Eine Einstellung etwa drei Monate vor der Empfängnis auf einen HbA1c-Zielwert unter 6,5 % ist das optimale Vorgehen, was Sie anstreben sollten. Sollten sich bei der Verfolgung dieses Ziels aber gehäuft schwere Unterzuckerungen bei Ihnen einstellen, dann muss – aus mütterlichem, d. h. Ihrem eigenen Interesse – ein anderer Zielbereich festgelegt werden.
- Nehmen Sie schon vor der Schwangerschaft nach ärztlicher Anweisung Folsäuretabletten ein.
- Überprüfen Sie Ihre Schulungskenntnisse und nehmen Sie, wenn notwendig, an einer strukturierten, ambulanten Diabetesschulung teil.
- Wenn Sie sich nach gründlicher Information und Aufklärung für eine Insulinpumpe entschieden haben, nehmen Sie am Pumpentraining so rechtzeitig teil, dass noch mindestens drei Monate bis zur Empfängnis eingeplant werden können.

Optimierung der Lebensgewohnheiten

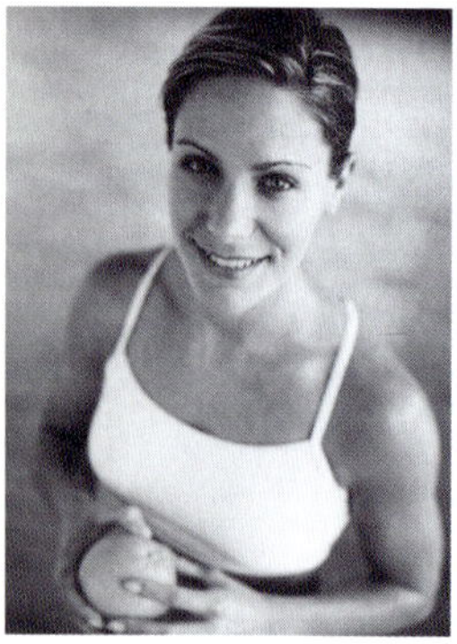

Von der Empfängnis bis zur Geburt und auch während der Stillzeit ist Ihr Körper in der Lage, alle lebenswichtigen Nährstoffe für Ihr Baby bereitzustellen. Während der Schwangerschaft gelangen die kleinen Nahrungsmoleküle durch die vielen kleinen Blutgefäße in der Plazenta (Mutterkuchen) und durch die Nabelschnur in den Blutstrom des ungeborenen Babys. Deshalb ist es jetzt besonders wichtig, dass Sie auf Ihre eigene Gesundheit achten und sich ausgewogen und gesund ernähren. So halten Sie das Risiko, krank zu werden für sich selbst und das Baby so gering wie möglich.

Als Diabetikerin muss ihnen keine andere Kost verordnet werden, als sie vom Rest der Familie gegessen werden kann. Bei Befolgung der Richtlinien kann die ganze Familie eine gesündere Ernährung praktizieren. Wichtig ist es, kohlenhydrat- und ballaststoffreich, fettarm und eiweißbeschränkt zu essen.

Kohlenhydrate

Kohlenhydrate, die häufig süß schmecken und deshalb auch Zucker genannt werden, sind die Hauptenergiespender unserer Nahrung. Sie dienen zur Aufrechterhaltung unserer Körperfunktionen. Man unterscheidet zwischen schnell aufgenommenen Kohlenhydraten wie Limonaden, Süßigkeiten, Weißbrot, Auszugsmehl, die den Blutzucker schnell ansteigen lassen (auch leere Kalorien genannt, weil sie wenig Nährstoffe liefern, und kaum einen Sättigungswert haben) und langsam aufgenommenen Kohlenhydraten wie Vollkornprodukte, Reis, Kartoffeln, Obst und Gemüse. Letztere versorgen den Körper zusätzlich mit Vitaminen und Mineralstoffen, sorgen für ein ausreichendes Sättigungsgefühl und fördern durch ihre Ballaststoffe eine gute Verdauung. Durch ihre langsame Resorbtion steigt der Blutzuckerspiegel nicht so schnell an und kann besser kontrolliert werden.

Proteine

Proteine, auch Eiweißstoffe genannt, enthalten Aminosäuren, die zur Neubildung von Zellen eine wichtige Rolle spielen und vor allem in der Schwangerschaft für das wachsende Baby gebraucht werden. Zusätzlich unterstützen sie die Funktion der Abwehrkräfte, Hormone und Enzyme (Fermente). Wertvolle Lieferanten für Proteine sind Fleisch, Fisch, Eier, Milch und Milchprodukte. Sie sind tierischer Herkunft, und für den Körper leicht verwertbar. Eiweiße pflanzlicher Herkunft, wie aus Nüssen, Hülsenfrüchten, Sprossen und Sojaprodukten müssen mit Getreide gegessen werden, um den Bedarf zu decken.

Fette

Fette sind wichtig für die Funktion des Nervensystems, halten die Haut geschmeidig, schmieren unsere Gelenke und sind unser Energiespeicher. Gute Quellen sind Fleisch, Fisch, Milch, Milchprodukte und Pflanzenöle. Achtung vor versteckten Fetten in Wurst, Milchprodukten (Käse), Kuchen.

Vitamine und Mineralstoffe

Vitamine und Mineralstoffe sind wichtige Substanzen, die den Zellstoffwechsel regulieren. Vitamine stärken die körpereigenen Abwehr und schützen uns vor Krankheiten. Sie müssen über die Nahrung aufgenommen werden, da sie vom Körper selbst nicht aufgebaut werden können.

Wichtig für die Schwangerschaft sind vor allem:

- **Folsäure** … um Fehlbildungen in der Embryonalphase (»Spina bifida« – offener Rücken) vorzubeugen. Quellen sind Wurzelgemüse, d. h. alles was unter der Erde wächst (Sellerie, Kartoffeln, Karotten, Rote Beete), Sojaprodukte, Milchprodukte, Fisch.
- **Kalzium** … ist wichtig für den Knochenaufbau und für die Zähne und ist in allen Milch- und Sojaprodukten, Vollkornprodukten sowie Nüssen enthalten.
- **Eisen** … für die Bildung von roten Blutkörperchen die für den Sauerstofftransport zu den Zellen verantwortlich sind. Quellen sind: Fleisch, Fisch, grünes Blattgemüse, Rote Beete, Brokkoli, getrocknete Früchte, Nüsse und Vollkornprodukte.
- **Magnesium** … fördert den Eiweiß- und Kohlenhydratstoffwechsel und beugt in der Schwangerschaft Wadenkrämpfen vor. Quellen sind: Fisch, Milchprodukte, Bananen, Aprikosen und grünes Blattgemüse.
- **Jod** … wird benötigt, um beim Kind eine Reifungsstörung der Schilddrüse vorzubeugen. Einmal pro Woche frischen Fisch, oder die Verwendung von Jodsalz deckt den Bedarf.
- **Vitamin-B-Komplex** … ist wichtig für die Blutbildung, den Kohlenhydrat- und Eiweißstoffwechsel und die Nervenfunktion. Quellen sind Vollkorn- und Sojaprodukte, Milch, Fleisch und Eier.
- **Vitamin C** … ist ein natürliches Antibiotikum und unterstützt die Eisenaufnahme. Quellen sind Zitrusfrüchte, grünes Blattgemüse, Paprika, Brokkoli, Rosenkohl, Kartoffeln, Sanddorn.

Es wird empfohlen, Jod und Eisen zusätzlich in Tablettenform zu sich zu nehmen, da die Zufuhr über die Nahrung häufig nicht ausreicht.

Eine neue Chance, schlechte Gewohnheiten aufzugeben

Beim Rauchen gelangt etwa ein Drittel des Nikotingehaltes einer Zigarette nicht nur in Ihren Körper, sondern über die Plazenta (Mutterkuchen) auch zu Ihrem ungeborenen Baby. Bei Ihrem Baby löst das Nikotin vorübergehend eine Erhöhung der Herzschlagfrequenz aus. Das Kohlenmonoxid verschlechtert

Noch ein paar Tipps zur Ernährung

- Ganz wichtig ist, dass Sie täglich ausreichend Flüssigkeit (2–3 Liter) zu sich nehmen. Am besten sind kalorienfreie Getränke wie Wasser, ungesüßte Obst- oder Gemüsesäfte oder Kräutertees.
- Bei jeder Mahlzeit steigt Ihr Blutzuckerspiegel an. Um hohe Blutzuckerspitzen zu vermeiden, ist es für Sie besser, wenn Sie Ihre Nahrungsaufnahme statt auf 3 große, auf 6 kleine Mahlzeiten verteilen, um so die Belastung des Stoffwechsels niedrig zu halten.
- Essen Sie jeden Tag frisches Obst, Gemüse oder Salate. Frische Lebensmittel enthalten wesentlich mehr Nährstoffe als gefrorene oder konservierte.
- Bevorzugen Sie Lebensmittel, die aus der Region kommen, denn auch lange Transportwege führen zu einem Verlust an Nährstoffen.
- Versuchen Sie so wenig wie möglich Lebensmittel mit Geschmacksverstärkern, Farb- und Konservierungsstoffen zu essen, da diese bei Ihrem wachsenden Baby Allergien hervorrufen können.
- Hören Sie auf Ihr Körpergefühl, wenn Sie eine Abneigung vor bestimmten Nahrungsmitteln verspüren, obwohl Sie diese vor der Schwangerschaft sehr gerne gegessen haben. Ihr Baby verträgt sie vielleicht nicht; fragen Sie mal beim werdenden Vater nach, vielleicht hat er auch Probleme, sie zu verdauen.

die Sauerstoffaufnahme in die roten Blutkörperchen im Körper. Infolgedessen steht der Schwangeren, die raucht und somit auch dem Baby, weniger Sauerstoff zu Verfügung. Raucherinnen leiden häufiger unter Blutungen und Fehlgeburten. Durch die ständige Unterversorgung von Sauerstoff verdoppelt sich das Risiko einer Totgeburt. Neugeborene Babies sind bei der Geburt kleiner und leichter als Kinder von Nichtraucherinnen. Raucherbabies leiden viel häufiger an Blähungen und sind viel anfälliger für Lungenkrankheiten (z. B. Asthma) und Mittelohrentzündungen.

Auch passives Rauchen ist gefährlich. Als Schwangere haben Sie ein Recht auf einen rauchfreien Arbeitsplatz!

Alkohol gelangt über die Plazenta direkt zum Baby. Schon eine kleine Menge kann bei Ihrem Baby zu einem Vollrausch führen. Da ihm noch wichtige Verdauungsenzyme fehlen, kann es den Alkohol nur sehr langsam abbauen. Alkoholmissbrauch kann zu Mikrozephalie (Verkleinerung des Schädels), vermindertem Wachstum, Störungen der Feinmotorik und geistiger Mangelentwicklung führen.

Sport

Wenn Sie bisher regelmäßig Sport ausgeübt haben und zu Beginn Ihrer Schwangerschaft keine Komplikationen, wie z.B. Blutungen, Frühgeburtsbestrebungen oder zu starke Blutzuckerschwankungen aufgetreten sind, gibt es keinen Grund damit aufzuhören. Vertrauen Sie Ihrem Körpergefühl, je größer Ihr Bauch wird, desto schneller werden Sie außer Puste sein. Versuchen Sie aber nicht, Ihre Leistungen in der Schwangerschaft zu steigern.

Es gibt leichte Sportarten, mit denen Sie auch in der Schwangerschaft beginnen können, wie Fahrrad fahren, Treppen steigen (statt den Fahrstuhl oder die Rolltreppe zu benutzen), Yoga, ausgiebige Spaziergänge machen oder schwimmen gehen. Jede Aktivität wirkt sich positiv auf Ihre Schwangerschaft (Vermeidung von Krampfadern, Hämorrhoiden, Rückenschmerzen) und Ihren Blutzucker aus, da die Muskelzellen bei körperlicher Bewegung Zucker verbrennen, und der Blutzuckerspiegel abfällt.

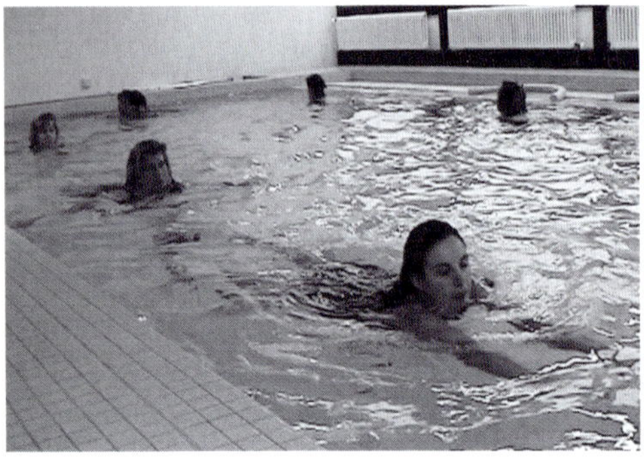

Schwimmen – optimal für Schwangere

Zu Beginn einer neuen Aktivität ist es immer wichtig, häufige Kontrollen durchzuführen, um zu beobachten wie stark diese Anstrengung Ihren Blutzucker senkt. Nehmen Sie zu Ihrer Sicherheit eine Begleitperson mit, damit Sie im Falle einer Unterzuckerung nicht alleine sind. Sie sollten auf jeden Fall immer Glucosetabletten dabei haben. Ein spezielles Armsportprogramm für Schwangere finden sie unter: www. geburtshilfe-berlin.de.

Beauty

Wenn Sie Ihre Haare färben, sollten sie jetzt auf natürliche Farbstoffe zurückgreifen, und die Haare nur tönen, da die in den Färbemitteln enthaltenen chemischen Substanzen bei zu langem Einwirken auf der Kopfhaut auch in Ihren Blutkreislauf gelangen und Ihr Baby schädigen können.

Vielleicht sollten Sie auch einen lang aufgeschobenen Zahnarzttermin noch wahrnehmen, da auch lokal injizierte Betäubungsmittel in Ihren Blutkreislauf aufgenommen werden.

Schwangerschaft und Beruf

Oftmals ist nicht der Beruf selber der Stressfaktor in der Schwangerschaft, sondern das Umfeld. Lassen Sie sich nicht unter Druck setzen, keinem Chef/in kommt eine Schwangerschaft gelegen. Sie müssen jetzt nicht beweisen, dass Sie auch für zwei arbeiten können. Versuchen Sie, Termindruck abzubauen und geben Sie Arbeiten an Kollegen ab, auch wenn Sie sie selbst am besten machen.

Bauen Sie Termindruck ab.

Sie sollten sich nicht überanstrengen. Achten Sie auf die Zeichen, die Ihnen Ihr Körper gibt. Bei ersten Anzeichen von Kopfschmerzen, Rückenschmerzen oder leichten Blutungen ist es Zeit, eine Pause einzulegen. Riskieren Sie keine Frühgeburt.

Folgekomplikationen vermeiden und behandeln

Schon wenige Jahre Diabetes-Laufzeit mit erhöhten Blutzuckerwerten können zu Folgekomplikationen führen. Dies kann am HbA1c abgelesen werden. Auge, Nieren und Nerven sind in erster Linie betroffen. Das ist die weniger gute Nachricht. Die bessere Nachricht ist diese: seitdem so gut wie alle Frauen mit Diabetes mellitus von Anfang Ihrer Diabetes-Erkrankung an eine intensivierte Insulinbehandlung erhalten und damit Ihren Blutzucker – gemessen am HbA1c – langfristig gut bis sehr gut eingestellt haben, treten diese Folgeerscheinungen unzureichender Blutzuckerwerte deutlich seltener auf, und wenn, dann nur in milder Ausprägung. Es darf aber nicht verschwiegen werden, dass manche Frauen die Vorbereitung auf eine Schwangerschaft nicht ernst genug nehmen, und mehr oder weniger ungewollt mit einem HbA1c von 9 % mit hohen Risiken in eine Schwangerschaft hineinfallen.

Bei guter Blutzuckereinstellung treten Folgeerscheinungen selten auf.

Positiv ist auch, dass die Kinderdiabetologen seit einigen Jahren schon vom frühen Kindesalter an den Diabetes mellitus mit mehrfach täglichen Insulin-Injektionen bedarfsgerecht einstellen. So können die oft gefährlichen Blutzuckerklippen der Schul- und Pubertätszeit mit Ihrem ständigen Auf und Ab viel besser umfahren werden und die Organe durch bessere Blutzuckereinstellung geschont werden. Trotz dieser wichtigen Verbesserungen können bereits Folgeerscheinungen des Diabetes vorhanden sein, wenn eine Schwangerschaft geplant wird oder die Schwangerschaft bereits festgestellt wurde.

Allgemein kann festgehalten werden, dass eine besonders gründliche Untersuchung auf mögliche Folgekomplikationen erforderlich ist, wenn Sie Ihren Diabetes vor dem 10. Lebensjahr bekommen haben oder der Diabetes länger als 10 Jahre, besonders aber länger als 20 Jahre besteht. Dann ist die Gefahr, dass bereits Folgeerscheinungen des Diabetes entstanden sind, größer.

Augen

Auf gute Augen, d.h. einwandfreie Sehkraft, kann man nicht verzichten. Für das gute Sehen ist die Netzhaut zuständig. Sie kleidet den Augapfel nach innen wie eine Tapete aus und wird von ganz feinen Blutgefäßen und kleinsten Nervensträngen durchzogen, die sich aus dem durchtretenden Sehnerven abzweigen. Erhöhte Blutzuckerwerte können zu krankhaften Veränderungen an der Netzhaut führen, manchmal schon nach wenigen Jahren der Diabetes-Erkrankung.

Erhöhte Blutzuckerwerte können zu Veränderungen der Netzhaut führen.

Deshalb sollten alle Diabetiker einmal im Jahr zum Augenarzt gehen. Der Augenarzt kann mit dem Augenspiegel, mit direkten Blick durch die Pupille auf die Netzhaut sehen, ob diabetesbedingte Störungen vorliegen oder nicht. Hierzu muss die Pupille mit einem Medikament erweitert (»getropft«) werden.

Gehen Sie 1-mal im Jahr zum Augenarzt.

Liegen Veränderungen vor, muss der Diabetesarzt umgehend schriftlich davon informiert werden. Von Seiten des Augenarztes soll geprüft werden, ob zusätzliche Untersuchungen erforderlich sind. Dazu zählt insbesondere die Farbstoff-Darstellung der Netzhaut (Fluoreszenz-Angiographie), bei der ein gelblicher Farbstoff in die Vene gespritzt wird, der sich nach Durchmischung im Blutkreislauf in die Netzhautgefäße einfüllt. Die Farbfüllung wird durch eine Spezialkamera automatisch auf Bildern aufgezeichnet und anschließend ausgewertet. Danach wird festgelegt, ob eine Laserbehandlung durchgeführt werden muss. Die Farbstoffuntersuchung kann in der Schwangerschaft nicht durchgeführt werden, da eventuell schädigende Einflüsse auf den Embryo nicht ausgeschlossen sind.

Befunde, die Sie kennen sollten

Fünf wichtige Befunde müssen – in der Reihenfolge Ihres Schweregrades – festgehalten werden und allen Beteiligten bei Planung der Schwangerschaft bekannt sein:

- Liegt ein normaler Netzhautbefund vor?
- Bestehen Veränderungen im Netzhautniveau, wie kleinste Gefäßausbuchtungen und Einblutungen (Hintergrund-Retinopathie)?
- Sieht man Gefäßanomalien (»Knäuel«) im Netzhautniveau und verstärkte Netzhaut-Einblutungen (präproliferierende Retinopathie)?
- Lassen sich Gefäßneubildungen nachweisen, die aus dem Netzhautniveau herauswachsen (proliferierende Retinopathie)?
- Bestehen Veränderungen wie im letzten Punkt beschrieben und sind zusätzlich stärkere Einblutungen vorhanden, z. B. in den Glaskörper des Auges mit Seheinschränkungen?

Aus dieser Stadieneinteilung der diabetischen Netzhauterkrankung leiten sich unterschiedliche Überwachungs- und Behandlungsmaßnahmen ab.

Augen und Schwangerschaft

Die Schwangerschaft kann sich ungünstig auf Netzhaut-Veränderungen auswirken.

Die Schwangerschaft kann bei Typ-1-Diabetes-mellitus einen ungünstigen Einfluss auf die Netzhaut haben. Bei Frauen mit einer bislang völlig intakten Netzhaut können durch die Schwangerschaft diabetische Netzhautveränderungen erstmalig auftreten. Bei den Frauen, die schon leichte Veränderungen haben (Hintergrund-Retinopathie), kann es zu einem Fortschreiten der nur leichten Veränderungen kommen. Und letztlich: bei den Frauen, die schon fortgeschrittene Netzhautbefunde aufweisen (proliferierende Retinopathie) kann es zu einer ganz schnellen Verschlechterung des Befundes kommen, so dass in Einzelfällen die Sehkraft in Gefahr gerät und teilweiser oder vollständiger Sehverlust droht. Das kann innerhalb von wenigen Wochen geschehen.

Wann sind Augenkontrollen in der Schwangerschaft erforderlich?

Wenn vor der Schwangerschaft keine Netzhautveränderungen festgestellt wurden, sind drei Kontrolltermine ausreichend:

- nach der Schwangerschaftsdiagnose,
- in der Mitte der Schwangerschaft, so etwa um die 20. Schwangerschaftswoche herum, und
- ca. vier Wochen vor dem errechneten Entbindungstermin.

Sind bereits Netzhautveränderungen vor der Schwangerschaft oder bei der ersten Untersuchung am Beginn der Schwangerschaft festzustellen, werden die weiteren Termine für Sie persönlich vom Augenarzt festgelegt. Es gibt dafür kein festes Schema. In diesen schwereren Fällen sind Untersuchungsabstände von vier Wochen oder häufiger normal.

Selbstverständlich muss bei jeder augenärztlichen Untersuchung die Pupille durch eine Tropflösung erweitert werden, damit der Augenarzt alle Netzhautabschnitte auch gut einsehen kann. Die üblichen Tropflösungen können dafür genommen werden. Sie sollten aber auf jeden Fall den Augenarzt über Ihre Schwangerschaft informieren. Besteht die Notwendigkeit, eine Laserbehandlung in der Schwangerschaft durchzuführen, kann diese jederzeit begonnen werden.

Nieren

Die Nieren sind lebenswichtig. Ohne Nieren kann man nicht leben – man würde durch die eigenen Stoffwechsel-Abbauprodukte vergiftet werden. Die Niere wird durch verschiedene Einflüsse geschädigt. Längerfristig gehören erhöhte Blutzuckerwerte dazu.

Erhöhte Blutzuckerwerte können längerfristig die Nieren schädigen.

Die vorbeugende Überwachung der Niere spielt bei allen Diabetes-Patienten eine sehr große Rolle.

Die drei wichtigsten Werte zur Überwachung der Nieren

- die Messung der Eiweißausscheidung (Albumin) mindestens einmal im Jahr,
- die Bestimmung des Nierenausscheidungswertes (Serum-Kreatinin) einmal im Jahr,
- die Messung des Blutdruckes.

Ein Blick in Ihren blauen »Gesundheitspass Diabetes« zeigt Ihnen die zuletzt bestimmten Ergebnisse.

Niere und Schwangerschaft

Von allen Einflüssen hat eine eingeschränkte Nierenfunktion besonders nachteilige Auswirkungen auf die Schwangerschaft bei Typ-1-Diabetes. Die Hauptprobleme bestehen in der Tendenz zur Frühgeburt, zum Mangelwachstum des Kindes durch unzureichende Ernährung über die Plazenta (Plazentainsuffizienz) und im erhöhten Risiko für die Entwicklung einer Gestose (Präeklampsie und Eklampsie), die sich auf die Nierenproblematik – bildlich gesprochen – auf«pfropft«. Außerdem muss in der Mehrzahl der Fälle eine medikamentöse Behandlung erhöhter Blutdruckwerte erfolgen. Die Behandlung des erhöhten Blutdrucks in der Schwangerschaft wird ausführlich auf den Seiten 46 bis 48 besprochen.

Eine eingeschränkte Nierenfunktion kann sich sehr nachteilig auf die Schwangerschaft auswirken.

Welche diabetischen Nierenveränderungen gibt es?

In Ihrer letzten Diabetesschulung haben Sie sicher von der Bestimmung des Eiweißes »Albumin« im Urin als Nieren-Vorsorgeuntersuchung gehört. Das wird in jeder Diabetesschulung besprochen. Albuminmessung im Urin gehört heute zu den jährlichen Diabetes-Kontrolluntersuchungen. Bei auffälligem Wert werden mehrere Messungen wiederholt, um festzustellen, ob bereits eine diabetesbedingte Frühschädigung der Niere vorliegt. Meist reichen drei Messungen, um festzustellen, ob eine gesteigerte Albuminausscheidung vorliegt. Aus den drei Messungen wird der Durchschnitt gebildet. Albumin wird unter normalen Umständen nur in sehr geringer Konzentration im Urin gefunden. Eine Erhöhung des Albumins kann auch durch Einflüsse verursacht werden, die nicht im Zusammenhang mit dem Diabetes stehen. Dazu gehören z. B. körperliche Bewegung bzw. Sport, vermehrter Eiweißkonsum, Harnblasenentzündung oder erhöhte Blutdruckwerte.

Albuminmessungen gehören zur Nieren-Vorsorgeuntersuchung.

Drei Messbereiche für das Albumin werden aus einer frisch gewonnenen Urinportion unterschieden:

- Albumin unter 20 mg/l oder Albumin/Kreatinin-Quotient unter 30 mg/g (Normoalbuminurie),
- Albumin zwischen 20 und 200 mg/l oder Albumin/Kreatinin-Quotient zwischen 30 und 300 mg/g (Mikroalbuminurie),
- Albumin über 200 mg/l oder Albumin/Kreatinin-Quotient >300 mg/g (Makroalbuminurie).

Mikroalbuminurie

Besteht eine Mikroalbuminurie, kann der Blutdruck noch völlig normal sein. Man würde trotz normaler Blutdruckwerte bestimmte Hochdruckmedikamente, meist so genannte ACE-Hemmer, niedrig dosiert einsetzen. Damit kann die vermehrte Albumin-Eiweiß-Ausscheidung wieder zurückgedrängt werden, die Albuminmenge normalisiert sich. Zusätzlich hilft eine eiweißverminderte Kost. Hierfür erhalten Sie eine besondere Ernährungsberatung. In der Schwangerschaft hat die Mikroalbuminurie einen weiteren Stellenwert: sie ist ein Hinweis für die Entwicklung einer Präeklampsie, besonders wenn es während der Schwangerschaft zum Anstieg der Albuminwerte im Urin kommt.

Makroalbuminurie

Bei einer Makroalbuminurie liegt bereits ein erheblicher Nierenschaden vor, meist kombiniert mit einem Anstieg des Kreatinins und erhöhten Blutdruckwerten, die mit Tabletten behandelt werden müssen. Dieser Befund ist nicht mehr rückbildungsfähig, kann aber eine gewisse Zeit noch stabilisiert werden. Hier helfen sehr gute Blutzuckerergebnisse, wenn nötig auch Beginn einer Insulinpumpen-Behandlung und eine besonders niedrige Blutdruckeinstellung, so dass die Blutdruckwerte gerade noch toleriert werden.

Welche Probleme gibt es bei der Dialyse?

Steigt das Kreatinin weiter, kommt es zum Nierenversagen und eine Dialysebehandlung (künstliche maschinelle Blutwäsche in der Dialysepraxis oder Bauchfellspülung als Eigenbehandlung zu Haus) wird notwendig. Wird eine Frau mit Typ-1-Diabetes in das Dialyseprogramm aufgenommen, kommt sie meist relativ schnell auf eine Warteliste zur Nierentransplantation, manchmal sogar – nach entsprechender Aufklärung über Nutzen und Risiken – auf die Warteliste für eine kombinierte Nieren- und Bauchspeicheldrüsen-Transplantation (Bauchspeicheldrüse = Pankreas). An der Dialyse kommt es nur sehr selten zu einer Schwangerschaft und dann meist mit ungünstigem Verlauf durch frühzeitige Fehlgeburt oder zu frühe Geburt mit unterentwickeltem Kind (Mangelgeburt).

Dialyse führt meist zu einem ungünstigen Verlauf der Schwangerschaft.

Einige Diabetesärzte vertreten die Auffassung, dass bei ausgesprochen starkem Kinderwunsch und sehr schlechter Nierenleistung lieber erst die Transplantation abgewartet werden sollte, um dann frühestens zwei Jahre nach Transplantation eine

Schwangerschaft zu riskieren. Zu diesem Zeitpunkt brauchen erfahrungsgemäß die Medikamente zur Unterdrückung der Organabstoßung nur noch in geringerer Dosierung eingenommen werden. Damit ist das Risiko eventuell schädigender Einflüsse auf Embryo und Fetus geringer.

Mittlerweile sind nach Nierentransplantation zahlreiche, auch erfolgreich verlaufene Schwangerschaften beschrieben worden, sowohl bei Frauen mit als auch ohne Diabetes mellitus. In Einzelfällen ging auch eine kombinierte Nieren- und Pankreastransplantation voraus. Ob hieraus aber eine allgemeine Empfehlung abgeleitet werden kann, ist fraglich. In einigen Fällen ist es zur Funktionseinschränkung der transplantierten Organe gekommen und es besteht auch ein gewisses Risiko, dass durch die Schwangerschaft das transplantierte Organ abgestoßen werden kann. Es handelt sich mit Sicherheit immer um eine sehr sorgfältig abzuwägende persönliche Entscheidung nach umfassender, individueller Beratung.

Kreatinin erhöht – kann ich trotzdem schwanger werden?

Trotz eingeschränkter Nierenleistung – Ihr Kreatinin-Wert ist erhöht – können Sie schwanger werden. Allerdings ist die Empfängnisrate niedriger als mit normaler Nierenleistung. Es kann also etwas dauern, bis eine Schwangerschaft eintritt. Wenn Ihnen die eingeschränkte Nierenleistung bekannt ist, sollten Sie unbedingt schon bei Planung einer Schwangerschaft nicht nur mit Ihrem Diabetologen, sondern auch mit einem Nierenspezialisten (Nephrologe) sprechen. Wichtig zu wissen ist für Sie auch, dass nach heutiger Erkenntnis die schon eingeschränkte Nierenfunktion sich durch eine Schwangerschaft nicht verschlechtert oder der Funktionsverlust der Nierenleistung beschleunigt wird.

Eine Schwangerschaft ist auch bei erhöhten Kreatinin-Werten möglich.

Bei Frauen liegt der obere Normalwert für das Kreatinin bei 1,2 mg/dl. Wenn dieser Wert erreicht oder überschritten wird, sind bereits 50 % der Nierenleistung verloren gegangen. Das ist viel zu wenig bekannt. Auch Ärzte vergessen das manchmal. Die Folge: der Blutdruck steigt und es kommt zur schleichenden Überwässerung des Körpers mit Zunahme des Körpergewichts, manchmal zu sichtbaren Wassereinlagerungen in den Knöchelbereichen, auch an den Augenlidern oder im ganzen Gesicht.

Selbst wenn Sie mit Ihrem Kreatinin-Wert zwischen 1,2 und 2,0 mg/dl liegen, ist es ärztlich vertretbar, noch schwanger zu werden. Allerdings bestehen erhöhte Risiken für Mutter und Kind, wie am Beginn des Nieren-Kapitels erwähnt. Außerdem sollen Sie wissen, dass Sie unter diesen Bedingungen sehr viele Arzttermine wahrnehmen müssen und fast keine Zeit mehr für irgend etwas anderes bleibt. Dazu kommen sicherlich ein oder mehrere Krankenhausaufenthalte im Schwangerschaftsverlauf und auf jeden Fall eine rechtzeitige stationäre Aufnahme vor dem erwarteten Entbindungstermin, unter Umständen schon vier bis acht Wochen vorher. Falls eine Eklampsie sich anbahnen sollte, dann müssen Sie unter ärztlicher Aufsicht sein – es besteht dann Lebensgefahr für Mutter und Kind. Die einzige – lebensrettende – Möglichkeit ist dann, sofort zu entbinden, meistens mit einem Notfall-Kaiserschnitt.

Bei welchem Kreatininwert sollte ich lieber nicht schwanger werden?

Kreatininwerte über 2,0 mg/dl sind schlechte Startbedingungen für eine erfolgreiche Schwangerschaft.

Ab einem Kreatininwert von über 2,0 mg/dl bzw. einer Kreatinin-Clearence von unter 50 ml/min ist eine Schwangerschaft nicht ratsam. Die Kreatinin-Clearence wird aus einem 24-Stunden-Sammelurin bestimmt oder nach einer Formel errechnet. Wenn Sie den Kreatinin-Wert von 2,0 mg/dl erreichen oder überschreiten besteht bereits eine höhergradige Einschränkung der Nierenfunktion. Der Verlauf und Ausgang einer Schwangerschaft ist bei diesen Startbedingungen als äußerst ungünstig einzustufen. Es kommt auch häufiger zu Fehlgeburten und zu Mangelgeburten, d. h. einem vermindertem Geburtsgewicht. Eine Mangelgeburt ist ein noch sehr kleines Kind, das meist noch lange auf der Frühgeborenen-Intensivstation gepflegt werden muss. Bei sehr starker Einschränkung der Nierenleistung wären Sie auch als Mutter in Gefahr – noch in der Schwangerschaft könnte ein Nierenversagen auftreten. Dann müsste eine notfallmäßige Dialyse-Behandlung begonnen werden. Dies möchte man unter allen Umständen vermeiden, denn die Gefährdung der Gesundheit von Mutter und Kind wäre sehr groß, der Ausgang für beide ungewiss.

Nerven

Diabetische Nervenveränderungen sind bei Frauen mit Typ-1-Diabetes und Kinderwunsch bzw. festgestellter Schwangerschaft ausgesprochen selten. Es sind Einzelfälle von Schwangeren beobachtet worden, die in der frühesten Kindheit ihren Diabetes mellitus bekamen, über viele Jahre der Kindheit und Jugend mit ein- oder zweimaligen täglichen Insulininjektionen, also konventionell, eingestellt wurden. Außerdem hatten Sie einen ungünstigen Stoffwechselverlauf mit zu hohen HbA1c-Werten über längere Zeit.

Diabetische Nervenveränderungen sind selten.

Mögliche Symptome

In diesem Fall kann es zu diabetischen Empfindungsstörungen mit Taubheitsgefühl in den Füßen, Kribbeln, Ameisenlaufen und herabgesetzter Schmerz-, Berührungs- und Temperaturempfindung kommen. Noch seltener treten diabetisch bedingte Nervenschmerzen und diabetischer Muskelschwund auf, der durch unzureichende Nervenfunktion ausgelöst wird. Ebenso müssen diabetische Fußveränderungen mit krankhaften Fehlstellungen oder Einbrüchen der Fußknochen und -gelenke mit eventuell bereits erfolgten Amputationen von Zehen, Vorfuß oder Unterschenkel bei einer Schwangeren als Rarität angesehen werden. Ohne an dieser Stelle Angst erzeugen zu wollen: solche Probleme kommen vereinzelt vor. Wir betreuen gerade eine junge, schwangere Frau mit Unterschenkelamputation nach einem akuten Gefäßverschluss durch Aderverkalkung in der Beinschlagader. Sie war seit vielen Jahren eine besonders starke Raucherin.

Störung der autonomen Nervenfunktion

Eine Form der diabetischen Nervenstörungen darf aber nicht vergessen werden. Es ist dies die Störung der unbewussten (autonomen) Nervenfunktion. Die autonomen Nerven sind unserer willentlichen Beeinflussung nicht zugänglich. Sie regeln z. B. den Herzschlag, die Atmung oder auch die Verdauungsfunktionen. Besonders wichtig ist das autonome Nervensystem bei der frühzeitigen Warnung der sich anbahnenden oder bereits eingetretenen Unterzuckerung. Dann wird nämlich das Notfall-Hormon Adrenalin ausgeschüttet und Sie werden zittrig, schwitzig und spüren starkes Herzklopfen. Andere Men-

Das autonome Nervensystem ist für die Warnung vor sich anbahnender Unterzuckerung zuständig.

schen sagen Ihnen: Sie sehen ja plötzlich so blass aus. Das ist die Adrenalin-Blässe.

Wie Sie bereits gelesen haben, kann durch die sehr gute Einstellung der Blutzuckerwerte dieses Unterzuckerungswarnsystem in seiner Funktion weggefiltert werden. Daher häufen sich brenzlige Situationen mit Unterzuckerungen während der Schwangerschaft. Man kann dann hoffen, dass Sie nicht gerade Auto fahren, oder dass Ihr Partner die »Hypo« bemerkt, wenn Sie gerade schlafen.

Diabetische autonome Nervenerkrankungen können zu häufigerer Unterzuckerung führen.

Es kann aber auch sein, dass Adrenalin durch eine diabetische Nervenerkrankung nicht mehr ausgeschüttet wird, besonders bei einer Diabeteslaufzeit von 10 bis 20 Jahren und länger. Natürlich können auch beide Probleme zusammen auftreten: funktionelle Lahmlegung durch ständig niedrige Blutzuckerwerte und Erkrankung des autonomen Nervensystems. Sie können Ihre Gefährdung selbst einstufen: Wenn Sie innerhalb des letzten Jahres mindestens eine schwere Unterzuckerung mit der Notwendigkeit fremder Hilfe hatten, dann gehören Sie in die Gefährdungsgruppe und sollten noch vor einer Schwangerschaft unbedingt etwas für sich tun.

Was aber können Sie tun? Nun, Sie können an einem Kursus zur Verbesserung der Wahrnehmung von Unterzuckerungszeichen teilnehmen. Dieses strukturierte Wahrnehmungstraining ist unter dem Namen BGAT (Blutzucker-Wahrnehmungstraining) bekannt und wurde vom nordamerikanischen Psychologen Professor Daniel Cox entwickelt. Es wird mittlerweile auch an vielen Stellen in Deutschland angeboten. Eine deutsche Übersetzung des Programms wurde von der Universität Lübeck unter Leitung der Psychologie-Professorin Gabriele Fehm-Wolfsdorf erstellt. Unter ihrer Leitung wurden mittlerweile viele Blutzucker-Trainer ausgebildet. Auch eine Reihe von Diabetes-Schwerpunktpraxen bieten dieses Programm an. Wenn Sie an diesem Training teilgenommen haben, können Sie erwarten, dass sich Ihre schweren Unterzuckerungsprobleme mindestens um die Hälfte vermindern.

Ein weiteres Problem der diabetischen autonomen Nervenerkrankung ist die gestörte, verlangsamte Magenentleerung. Wenn die Magennerven intakt sind, entleert sich der Magen nach einer Mahlzeit zeitgerecht und die Nahrung erreicht den

Dünndarm, wo sie durch die Verdauungsprozesse in ihre kleinsten Bestandteile zerlegt und ins Blut aufgenommen wird. So auch die Kohlenhydrate. Nur durch regelrechte Magenentleerungsfunktion entsteht ein berechenbarer Blutzuckerverlauf. Sie können sich vorstellen was passiert, wenn die Nahrung im Magen liegen bleibt – dann hat das gespritzte Mahlzeiteninsulin schon längst angefangen zu wirken und es kommt nicht oder stark verzögert zum Blutzuckeranstieg, wodurch es zur Unterzuckerung kommt. Später, wenn das Insulin nicht mehr wirkt, strömt die Nahrung doch noch aus dem Magen in den Dünndarm. Die Folge: unerwartete Überzuckerung. So entsteht ein Berg-und-Talfahrt-Diabetes, besonders wenn Sie noch zusätzlich niedrige Werte wegen Gefahr der Unterzuckerung durch Zusatz-KE ausgleichen und Blutzuckerspitzen durch Korrekturen herunterspritzen.

Eine verlangsamte Magenentleerung führt zu einem unberechenbaren Blutzuckerverlauf.

Die Anzeichen einer diabetischen Magenentleerungsstörung sind Magendruck, ständiges Völlegefühl, Übelkeit, Bauchrumoren und gelegentliches Erbrechen. Natürlich gehört auch ein sehr schwankender, kaum vorhersehbarer Blutzuckerverlauf dazu.

Um die Abstimmung des Mahlzeiten-Bolus mit dem Blutzuckerverlauf nach den Mahlzeiten und die Beschwerden zu verbessern, kann medikamentös ein Versuch mit dem Medikament Metoclopramid (MCP) gemacht werden. Dieses Medikament gibt es in Tropfenform und Sie sollten es nach ärztlicher Anweisung etwa 15 Minuten vor einer geplanten Hauptmahlzeit einnehmen. Es ist ein lange bekanntes und sehr sicheres Medikament, bei dem während der gesamten Schwangerschaft, also auch in den ersten Wochen, keine Bedenken bestehen. Treten die oben beschriebenen Beschwerden erstmals in der Frühschwangerschaft auf, kann es sich auch um schwangerschaftsbedingte Probleme, besonders hartnäckiges Übelkeitsgefühl und Erbrechen (Schwangerschaftserbrechen) handeln. Hilft MCP nicht, kann es besser sein, wenn ein anderes Vorgehen oder ein anderes Medikament von Ihrem Frauenarzt vorgeschlagen wird.

Blutgefäße

Unzureichend eingestellte Blutzuckwerte mit längerfristig erhöhtem HbA1c können zu vermehrten Kalkeinlagerungen und

Einengungen der Blutgefäße führen. Dies betrifft die Gefäße zum Gehirn (Halsschlagadern), zum Herzen (Herzkranzgefäße) und in die Beine (Beinschlagadern), gelegentlich auch die Niere (Nierenschlagadern).

Die krankhaften Folgen dieser Einengungen (Arterienverkalkung) können Durchblutungsstörungen sein, die sogar mit den Krankheiten Schlaganfall (apoplektischer Insult, »Stroke«), Herzinfarkt (Myokardinfarkt) oder Schaufensterkrankheit (Claudicatio intermittens) einhergehen können.

Verkalkte Blutgefäße und Schwangerschaft

Neuere Untersuchungsmethoden erlauben risikofreie Überwachung der Blutgefäße während der Schwangerschaft.

Noch vor 30 bis 40 Jahren war es üblich, Schwangere mit verkalkten Beckenschlagadern in eine eigene Risikogruppe einzuordnen. Hierfür wurde – auch in der Schwangerschaft – eine Röntgenaufnahme des Bauchraumes angefertigt, auf denen diese Verkalkungen sichtbar wurden. Ultraschallgeräte und Kernspintomographie (= Magnet-Resonanz-Tomographie), Untersuchungsverfahren also, die in der Schwangerschaft gemacht werden können, hattte man noch nicht. Dieses Problem besteht heute nicht mehr. Niemand würde mehr auf die Idee kommen, bei Schwangeren die Bauchregion mit Röntgen-Strahlen zu untersuchen. Heute stehen weniger eingreifende Untersuchungsmethoden zur Verfügung.

Welche Gefäßprobleme können auftreten?

Nach unserer Erfahrung sind Gefäßprobleme der hier aufgezählten Art bei Typ-1-Diabetes-mellitus und geplanter Schwangerschaft heute äußerst selten. Erwähnenswert erscheint die Nierenschlagader-Einengung, die meistens mit einem schwer einstellbaren erhöhten Blutdruck einhergeht. Häufig müssen mehrere Hochdruck-Medikamente miteinander kombiniert werden. Durch eine 24-Stunden-Blutdruckmessung kommt man der Ursache auf die Spur: der Blutdruck fällt nachts in der Ruhe- und Schlafphase nicht ab, er bleibt durchgehend erhöht. Weitere Untersuchungen schließen sich an. Man kann heute diese Nierenschlagader-Einengungen durch einen über die Beingefäße vorgeschobenen Ballonkatheter nachweisen und die Gefäße so auch aufweiten, um die Nierenschlagader-Einengung auch ohne operativen Eingriff zu beheben. Bei erfolgreichem Vorgehen normalisiert sich der Blutdruck danach.

Selten einmal gibt es den Fall, dass eine junge Frau, z. B. im Alter von 25 oder 30 Jahren, bereits einen Herzinfarkt erlitten hat und sich noch ein Kind wünscht. Dies betrifft fast ausschließlich Frauen mit Diabetes-Diagnose in der Kindheit, viele Jahre unbefriedigender Blutzuckereinstellung in Kombination mit erhöhtem Blutdruck, Fettstoffwechselstörung und weiteren Folgekomplikationen, wie diabetische Augen- und Nierenveränderungen. Unser letzter Fall liegt einige Jahre zurück und durch den Herzinfarkt bestand eine Herzschwäche, also eine eingeschränkte Pumpleistung der linken Herzkammer. Dieser Herzteil muss die Hauptarbeit im Kreislauf leisten. Der Ausgang der Schwangerschaft wäre für die Mutter lebensgefährlich gewesen und nach eingehender, umfassender Beratung hat sie sich für einen Abbruch der Schwangerschaft entschieden. Sie ist heute noch froh über die damals getroffene Entscheidung und hat sich mit psychotherapeutischer Hilfe neu in Ihrem Leben orientieren können, um auch ohne eigenes Kind ein zufriedenes und erfülltes Leben gestalten zu können.

Medikamente in der Schwangerschaft

Grundsätzlich sollten in der Schwangerschaft so wenig Medikamente eingenommen werden, wie irgend möglich. Besonders gefürchtet sind eventuell in den ersten drei Schwangerschaftsmonaten durch Medikamente ausgelöste Fehlbildungen. Jeder medizinische Laie kennt dieses Problem. Mit Sorge erinnern wir uns zurück an die Contergan-Katastrophe der sechziger Jahre. Die ungeborenen Kinder sind Medikamenten gegenüber schutzlos – es liegt an Ihnen und an den Gesprächen mit Ihren Ärzten, welche Entscheidung Sie treffen.

Grundsätzlich gilt: so wenig Medikamente wie möglich!

Warum Medikamente nötig sein können

Es gibt drei Gründe, in der Schwangerschaft Medikamente zu verordnen:

- bei Vorliegen von Krankheiten,
- zur Vorbeugung bei erhöhten Risiken,
- zur Vorbeugung für jede Schwangere.

Beispiele für vorbeugende Medikamentengaben für alle Schwangeren sind z. B. Folsäure zur Vermeidung einer Wirbelsäulen-Spaltbildung oder Jod zur Vorbeugung von Kropf und Schilddrüsenunterfunktion des Kindes. Alle Medikamente werden für die gesamte Schwangerschaft nur mit großer Sorgfalt und auch mit der angemessenen Zurückhaltung verschrieben. Schließlich hat man es mit einem weiteren Patienten zu tun: dem Embryo, der nach etwa zehn Schwangerschaftswochen – nach Ausfaltung der angelegten Organe – in Fetus umbenannt wird. Auch alle Frauen, die Medikamente wegen bestimmter Erkrankungen auf Dauer einnehmen müssen und eine Schwangerschaft planen, sollen ihre Medikamente im Hinblick auf die geplante oder eingetretene Schwangerschaft überprüfen lassen.

In einer Untersuchung wurde übrigens festgestellt, dass Schwangere offensichtlich bereit sind, auch eine größere Anzahl frei verkäuflicher, vom Arzt nicht verschreibungspflichtiger Präparate einzunehmen. Man will dem Kind möglichst viel Gutes tun. Dazu gehören insbesondere Vitamine, Beruhigungs- und Schmerzmittel, auch vermeintlich »natürliche« Präparate. Wenn alle nicht vom Arzt verordneten Packungen einmal zusammengezählt werden, kommt man auf eine stattliche Anzahl von Tabletten, Kapseln, Tropfen und »Kügelchen« die mehr oder weniger ahnungslos dem Körper zugeführt werden. Dies geschieht natürlich in guter Absicht. Bitte zeigen Sie Ihre selbst angewendeten Mittel Ihrem Frauenarzt und besprechen Sie mit ihm, welche sinnvoll sind und welche Sie besser weglassen sollten.

Besprechen Sie auch die Einnahme von nicht verschreibungspflichtigen Präparaten mit Ihrem Arzt.

Erhöhter Blutdruck vor der Schwangerschaft

Die häufigste Begleiterkrankung bei Frauen mit Typ-1-Diabetes ist der erhöhte Blutdruck, der medikamentös behandelt werden muss.

Die gebräuchlichsten Substanzen sind Diuretika, Betablocker und besonders ACE-Hemmer. ACE-Hemmer sind während der gesamten Schwangerschaft verboten (kontraindiziert), müssen also unbedingt bereits bei Schwangerschaftsplanung abgesetzt und gegen andere Präparate getauscht werden. Man hat die Entwicklung von Fehlbildungen des Kindes bei Einnahme von ACE-Hemmern durch die Mutter beobachtet und es ist zu akutem Nierenversagen des Neugeborenen gekommen.

Folgende Medikamente werden außerhalb der Schwangerschaft verordnet:

- Kochsalz-ausschwemmende Mittel (Diuretika/Saluretika) in niedriger Dosierung, z. B. HCT Ratiopharm, Esidrix® oder in Kombination zur Verminderung des Kalium-Verlustes Dytide H® oder Moduretik®. Sie verbessern in Kombination mit kochsalzverminderter Kost den Flüssigkeitsgehalt in den Blutgefäßen.
- Betablocker (ß1-Rezeptor-selektive Betablocker), wie Atenolol, Metoprolol oder Bisoprolol, die das Herz in einen leichten Schongang versetzen und den Adrenalineinfluss im Körper bremsen.
- ACE-Hemmer, wie Captopril, Enalapril, Ramipril, die eine bestimmte blutdrucksteigernde Hormonbildung in der Niere vermindern.
- AT1-Blocker (Sartane), wie Losartan oder Valsartan, die im Ergebnis wie ACE-Hemmer wirken, nur an einer anderen Stufe ansetzen. Sie kommen z. B. zum Einsatz, wenn durch ACE-Hemmer eine lästige Nebenwirkung auftritt: trockener, bellender Husten, der jedes Gespräch zur Qual und einen Theater- oder Konzertbesuch unmöglich macht.
- Kalzium-Antagonisten (Kalzium-Kanal-Blocker), wie Nifedipin, Verapamil oder Felodipin, die zur Entspannung der glatten Gefäßmuskulatur führen.

Diuretika sollen in der Schwangerschaft möglichst nicht weiter gegeben werden. Bei Präeklampsie oder drohender Eklampsie vermindern sie das ohnehin geringere Blutvolumen noch weiter.

Betablocker werden zur Hochdruckbehandlung bei Typ-1-Diabetes relativ häufig verwendet. Hier ergeben sich mögliche Probleme für Mutter und Kind. Da Beta-Blocker die Wahrnehmung von Unterzuckerungen abschirmen können, sollten sie in der Schwangerschaft nur zurückhaltend, sozusagen in Reserve eingesetzt werden. In der Schwangerschaft treten Unterzuckerungen durch die niedrigere Blutzuckereinstellung häufiger auf.

Betablocker führen außerdem zur Wachstumsverlangsamung des Kindes und sollen aus diesem Grund nur zurückhaltend gegeben werden. Da Betablocker über die Plazenta zum Kind gelangen, kann es während und nach der Geburt zu Anpassungsproblemen des kindlichen Kreislaufs kommen. Der kindliche Herzschlag kann durch Betablocker blockiert, d. h. verlangsamt werden und so kann sich das Herz nicht den Anforderungen des Geburtsstresses anpassen. Eine unzureichende Sauerstoffversorgung des Körpers wäre die Folge. Daher wird versucht, schon einige Tage vor dem errechneten Geburtstermin die Betablocker abzusetzen.

Bereits vor der Schwangerschaft sollen geeignete Hochdruckmittel verschrieben werden. Hierzu gehören insbesondere Alpha-Methyl-Dopa (z.B. Presinol®) und Dihydralazin (z.B. Nepresol®), Letzteres besonders für Blutdruck-Notfälle. Am häufigsten wird Alpha-Methyl-Dopa eingesetzt. Leider wird es außerhalb der Schwangerschaft nicht mehr verordnet und ist daher vielen Ärzten, insbesondere Nicht-Frauenärzten nicht mehr geläufig. Verschlechtert sich der Blutdruck im Verlauf der Schwangerschaft, kommt auch Magnesium zum Einsatz.

Man beginnt mit 3 x 125 mg Alpha-Methyldopa und muss allerdings den Blutdruck vor der Medikamenten-Einnahme am Morgen beobachten, eventuell durch Selbstmessung des Blutdrucks. Liegt dieser zu hoch, ist es empfehlenswert, eine vierte Dosis des Medikamentes vor dem Schlafengehen einzunehmen, so gegen 22 bis 23 Uhr. So kann auch die Nacht mit einem ausreichenden und wirksamen Medikamenten-Blutspiegel überbrückt werden. Alpha-Methyl-Dopa wirkt nur wenige Stunden. Wenn notwendig, kann bis zu einer Dosis von 4 x 500 mg gesteigert werden. Reicht auch dies nicht, kann mit Dihydralazin in Tablettenform, oder auch Nifedipin oder Labetalol kombiniert werden.

Insulinanaloga und Schwangerschaft

Insulinanaloga wirken wie Insulin. Sie senken den Blutzucker, obwohl sie chemisch nicht mit dem menschlichen Insulin identisch sind. Die Bezeichnung »Insulinanaloga« ist ein von der Herstellerindustrie geschaffener Begriff. Mit dem Wort »Analogon« soll zum Ausdruck gebracht werden, dass die blutzuckersenkende Wirkung »analog«, d.h. dem Insulin vergleichbar ist.

Insulinanaloga sind chemische Substanzen, die in der Natur nicht vorkommen.

Insulinanaloga sind keine in der Natur vorkommenden chemischen Substanzen. Ihre Molekülstruktur wurde am Computer von den Forschungsabteilungen der Herstellerindustrie erdacht. Daher sprechen manche Ärzte treffend auch von Designer-Insulinen oder Kunstinsulinen. Folgende Absichten spielten bei der Entwicklung eine Rolle: Durch die chemische Veränderung sollen die Substanzen die Blutzuckerwerte nach den Mahlzeiten schneller senken als herkömmliche Insuline oder als Basisinsulin-Analoga ganz langsam und gleichmäßig aus dem Unterhautgewebe in die Blutbahn aufgenommen werden. Durch gezielte chemische Eingriffe in den Aufbau (Molekülstruktur) des menschlichen Insulins werden die kleinsten Eiweißbausteine (Aminosäuren) vertauscht, gegen andere ausgewechselt oder man fügt noch weitere hinzu.

Kurzwirksame Insulinanaloga

Durch Aminosäurentausch kann eine den natürlichen Verhältnissen gut angepasste schnelle Insulinwirkung erreicht werden – die hierfür eingesetzten und zugelassenen Präparate sind Insulin LisPro (Humalog®) der Firma Lilly/Indianapolis (U.S.A.) oder Insulin Aspart (NovoRapid®) der Firma Novo Nordisk/Kopenhagen. Insulin LisPro wurde 1996 und Insulin Aspart 1999 in den Markt eingeführt. Ein weiteres kurzwirksames Insulinanalogon der Firma Aventis mit dem Freinamen Glulisin soll demnächst zugelassen werden. Kurzwirksame Insulinanaloga können wegen ihres schnellen Wirkeintritts auch nach den Mahlzeiten injiziert werden. Sie erzeugen ein bis zwei Stunden nach den Mahlzeiten höhere Insulinspiegel und beenden ihre blutzuckersenkende Wirkung im Vergleich zu Humaninsulinen ein bis zwei Stunden früher. Die längere Wirkdauer und das verbreiterte Wirkungsmaximum ist in Abhängigkeit von der gespritzten Dosis nicht so ausgeprägt wie bei Humaninsulinen.

Kurzwirksame Insulinanaloga wirken schnell und können deshalb auch nach dem Essen gespritzt werden.

Langwirksame Insulinanaloga

Der in Frankreich ansässige Insulinproduzent Aventis, in den der ursprüngliche, vielen bekannte deutsche Konzern Hoechst aufgegangen ist, hat das langwirksame Insulinanalogon Insulin Glargin (Lantus®) im Jahr 2000 auf den Markt gebracht. Bei diesem Präparat wurde neben dem Austausch einer Aminosäure auch ein Anhängsel von zwei Aminosäuren künstlich angebracht. Hierdurch kommt es zu einer Verklumpung der Substanz nach Injektion unter die Haut mit anschließender langsamer Freisetzung, die zu einer 24-Stunden-dauernden, gleichmäßigen Wirkung führen soll.

Langwirksame Insulinanaloga wirken 24 Stunden.

Insulin Glargin hat in Deutschland seine Beliebtheit von 2001 auf 2002, gemessen an den ärztlichen Verordnungen, um mehr als 80 % steigern können. In den U.S.A. ist es das derzeit am meisten verordnete blutzuckersenkende Insulin-Präparat. Die Versprechungen des Herstellers, Lantus® würde bei täglich einmaliger Injektion zu beliebiger Zeit zu einem stabilen Basisinsulinspiegel über 24 Stunden führen, kann bei vielen Patienten nicht gehalten werden. Für das Jahr 2004 wird die Einführung des langwirksamen Insulinanalogons Insulin Detemir der Firma NovoNordisk erwartet. Bei diesem Präparat wird durch Ankopplung an eine kurzkettige Fettsäure eine hohe Bindung an Bluteiweiße und damit eine verzögerte Wirkung möglich gemacht. Insulin Detemir soll im Vergleich zu Insulin Glargin geringere Blutspiegelschwankungen aufweisen.

Was müssen Sie über Insulinanaloga wissen, wenn Sie schwanger werden wollen?

Insulinanaloga werden mittlerweile derart häufig bei jungen Menschen mit Typ-1-Diabetes-mellitus eingesetzt, dass natürlich in den letzten Jahren die Wahrscheinlichkeit für eine Frau erheblich gestiegen ist, bei Eintritt einer Schwangerschaft gerade mit solch einem Präparat behandelt zu werden.

Diese Chance erhöht sich noch durch allzu leichtfertige und großzügige ärztliche Verordnung, nicht nur durch Diabetologen, sondern auch durch Hausärzte. Verordnungen der Insulinanaloga kommen häufig auch auf Wunsch der Patienten zustande, ohne dass von Seiten der Stoffwechselqualität hierfür eine Notwendigkeit bestanden hätte. Manche kritische Ärzte sehen daher in den Insulinanaloga unnötig teure Lifestyle-Medikamente, denn Insulinanaloga verteuern das Absenken der Blutzuckerwerte um 30 %.

Insulinanaloga nur unnötig teure Lifestyle-Medikamente?

Nachdem sich viele Jahre im Diabetesbereich nur wenig getan hat, machen die Herstellerfirmen mit den Insulinanaloga nun den großen Umsatz. Die Krankenversicherten und ihre Kassen zahlen das alle gemeinsam. In der Schweiz z. B. werden die Kosten für Insulin Glargin nicht von den Krankenversicherern übernommen. Und die in Deutschland gesetzlich neu geschaffen und vorgeschriebenen, strukturierten Behandlungsprogramme für Typ-2-Diabetes-mellitus (Disease Management Programme, DMP) empfehlen den Einsatz von Insulinanaloga ausdrücklich nicht.

Was ist nun der aktuelle Wissensstand zu den Insulinanaloga in der Schwangerschaft? Einzelne, zahlenmäßig kleine Untersuchungen bei Schwangeren mit Insulin-LisPro-Behandlung erbrachten die zu erwartenden günstigeren Blutzuckerwerte nach den Mahlzeiten, auch gibt es Hinweise dafür, dass Insulin LisPro nicht über die Nabelschnur zum Kind gelangt. In einigen Untersuchungen sah man während der Schwangerschaft weniger Unterzuckerungen, in anderen gehäuft zu große Kinder, was eigentlich vermieden werden soll. Der mögliche nachteilige Einfluss der Insulinanaloga auf Netzhautveränderungen ist nicht auszuschließen. Verschlechterung bereits bestehender Netzhautbefunde bei Schwangerschaften mit Insulin-LisPro-Behandlung sind mehrfach beobachtet worden. Es gibt andererseits keinen Hinweis dafür, dass Frauen mit völlig gesunder Netzhaut am Beginn der Schwangerschaft durch LisPro ganz neue Netzhautveränderungen im weiteren Verlauf der Schwangerschaft entwickeln.

Es gibt noch keine sicheren Erkenntnisse über Behandlungen von Schwangeren mit Insulinanaloga.

Zur Behandlung in der Schwangerschaft liegen keine hinreichend sicheren Erkenntnisse aus Studien vor, die den Insulinanaloga Unbedenklichkeit für Mutter und Kind bescheinigen können. Trotzdem hat es schon eine Reihe von Schwangerschaften besonders mit Insulin LisPro gegeben, die in der Mehrzahl der Fälle ohne schwere, besorgniserregende Probleme verlaufen sind. Es sind aber auch Fehlbildungen in Einzelfällen beobachtet worden. Leider erfolgt die Sicherheitsanalyse für solche Schwangerschaften nicht systematisch, sondern beruht auf Spontanmeldungen von Nebenwirkungen an die Hersteller oder die Arzneimittelkommission der Deutschen Ärzteschaft. Manches wird aus Veröffentlichungen in einer wissenschaftlichen Fachzeitschrift bekannt. Diabetologen können außerdem Berichte über die von ihnen mit Insulinanaloga behandelten Schwangerschaften an das Diabetes-Forschungsinstitut der Universität Düsseldorf an Professor Dr. med. Werner Scherbaum schicken, wo diese für ganz Deutschland gesammelt werden.

Insulinanaloga sind derzeit nicht für die Behandlung in der Schwangerschaft zugelassen. Eine eventuelle Überlegenheit den Humaninsulinen gegenüber ist nicht bewiesen. Untersuchungen durch die Herstellerfirmen zur Abklärung der Sicherheit von Insulinanaloga in der Schwangerschaft wurden nicht durchgeführt. Zur angeblichen Unbedenklichkeit beruft sich z.B. die Firma Aventis auf die entsprechenden Tieruntersuchungen, die für die Zulassung der Präparate erforderlich sind.

Insulin LisPro

Zum Insulin LisPro sind bislang zwei Berichte über schwere Fehlbildungen veröffentlicht. Ein amerikanischer Diabetologe und Frauenarzt beobachtete bei drei von zehn mit LisPro behandelten Schwangeren starke Verschlechterungen der Netzhautbefunde. Dies konnte durch andere Untersucher bestätigt werden. Die größte europäische Untersuchung mit Insulin Aspart und 350 schwangeren Frauen wurde inzwischen begonnen. Hierbei wird die Rate an Unterzuckerungen im Vergleich zu Humaninsulin untersucht, ob über Fehlbildungen eine Aussage gemacht werden kann, ist zur Zeit fraglich. Ergebnisse liegen erst in einigen Jahren vor.

Insulin Glargin

Besonders problematisch muss Insulin Glargin betrachtet werden. Im Vergleich zu Insulin LisPro, Insulin Aspart und Insulin Detemir hat Insulin Glargin das größte Potenzial, Einfluss auf unnatürliche Zellteilungsprozesse zu nehmen, d.h. abnorme Zellwachstumsentwicklungen zu erzeugen. Ein krankhafter Einfluss auf den Embryo mit dem Risiko von Fehlbildungen ist dabei nicht sicher genug ausgeschlossen – ob Insulin Glargin zum Kind übertritt, ist nicht bekannt. Die Firma Novo Nordisk musste zum Beispiel die Entwicklung des am Computer-Bildschirm erdachten Insulinanalogons mit der Bezeichnung Asp-B10 vorzeitig stoppen, weil der Wirkstoff bei den für die Beantragung der Zulassung vorgeschriebenen Tierversuchen Brusttumore erzeugte.

Der Arzneimittelkommission der deutschen Ärzteschaft wurden 18 Monate nach Markteinführung von Insulin Glargin sechs Fälle von Blutungen im Augeninneren bei Patienten berichtet, die mit diesem Präparat behandelt wurden im Vergleich von nur einem Fall bei allen anderen Insulinen. Wie Sie weiter vorne gelesen haben, kann die Schwangerschaft allein schon einen nachteiligen Einfluss auf die Netzhaut haben, eine Zunahme des Risikos bei gleichzeitiger Behandlung mit Insulin Glargin ist nicht ausgeschlossen. Die Firma Aventis hat aus diesen Unsicherheiten für Schwangere die richtige Konsequenz gezogen und die Packungsbeilage für Lantus®, also das was in jeder Packung Insulinanaloga zum Lesen für Sie bestimmt ist, im Jahr 2003 gegenüber 2000 deutlich verschärft, es heißt dort klar: »Bei der Anwendung in der Schwangerschaft ist Vorsicht geboten«. Das ist die Information des Herstellers für die Patienten.

Mit Insulinanalogon schwanger geworden – was soll ich tun?

Sie brauchen keine Panik zu bekommen, wenn Sie Insulinanaloga verwenden und schwanger geworden sind. Wenn Sie darauf bestehen, während der Schwangerschaft mit einem Insulinanalogon weiter behandelt zu werden, lassen Sie sich von Ihrem Diabetesarzt ausführlich über mögliche Risiken beraten und treffen Sie danach eine Entscheidung für sich und Ihr Kind, am besten gemeinsam mit dem zukünftigen Vater des Kindes. Die Behandlung mit einem Insulinanalogon rechtfertigt es nicht, aus diesem Grund die Schwangerschaft abzubrechen.

Lassen Sie sich ausführlich beraten und entscheiden Sie dann.

Wenn Sie eine Schwangerschaft planen oder gerade schwanger geworden sind, sollten Sie keine Experimente machen. Lassen Sie sich am besten schon vor der Schwangerschaft auf die bewährten Humaninsuline umstellen oder holen dies direkt nach Feststellung der Schwangerschaft nach. Lassen Sie sich unter keinen Umständen bei eingetretener Schwangerschaft neu auf ein Insulinanalogon einstellen. Das ist das aktuell sicherste Vorgehen.

Verhütung während der Vorbereitung auf die Schwangerschaft

Eine Diabetikerin, die schwanger werden möchte, sollte eine Verhütungsmethode mit geringen Auswirkungen auf den Stoffwechsel und schnellem Eintritt der Schwangerschaft nach Absetzen auswählen. Natürlich muss die Methode auch möglichst sicher sein. Die besten Vorsätze, optimal vorbereitet in die Schwangerschaft zu gehen, nützen nicht, wenn die Verhütung versagt. Die Entscheidung für oder gegen eine Verhütungsmethode sollte jedoch immer Ihre persönliche Situation und Vorliebe berücksichtigen. Laut einer Umfrage in Gießen empfehlen Frauenärzte/innen in 61% die Minipille, gefolgt von Kondomen als geeignete Verhütungsmethode für Diabetikerinnen. Aber auch unter Berücksichtigung der besonderen gesundheitlichen Situation besteht für Diabetikerinnen eine weit größere Auswahl. Wir gehen hier vornehmlich auf die für Diabetikerinnen wichtigen Aspekte der einzelnen Verhütungsmethoden ein. Zur ausführlichen Lektüre über das Thema »Verhütung« möchten wir Sie auf den Ratgeber »Verhütung – welche Methode passt zu mir ?« verweisen, der ebenfalls bei TRIAS erschienen ist.

Verhütung mit Hilfe von Hormonen

Am verbreitetsten ist sicherlich die Anwendung von Hormonen, die einen Eisprung verhindern und wenn sie regelmäßig eingenommen werden, sehr sicher sind. Viele Frauenärzte/innen scheuen sich noch, einer Diabetikerin die Pille zu verschreiben, weil die in der Anfangsphase sehr hoch dosierten Pillen negative Auswirkungen auf den Zucker- und Fettstoffwechsel hatten. Insbesondere ist das Risiko für einen Gefäßverschluss – als Thrombose am Bein oder Herzinfakt am Herzmuskel – deutlich erhöht. Das ist ein wichtiger Aspekt für Diabetikerinnen, da sie ja bereits auf Grund des Diabetes als Spätkomplikationen Herz-und Kreislauferkrankungen befürchten müssen. Die neuen Kombinationspräparate mit niedrig dosierten weiblichen Hormonen (unter 0,05 mg Östrogen) und neu entwickelten männlichen Hormonen (Gestagen) mit weniger Nebenwirkungen haben jedoch nur noch einen geringen Einfluss auf den Stoffwechsel und ein erhöhtes Risiko für Gefäßerkrankungen konnte nicht mehr nachgewiesen werden. Diese Präparate können deshalb mit entsprechenden Kontrollen von Stoffwechsel und Blutdruck, die auch bei stoffwechselgesunden Frauen durchgeführt werden sollten, auch von Diabetikerinnen benutzt werden. Das Gleiche gilt auch für die Minipille, die nur Gestagene enthält. Die Minipille hat jedoch den gravierenden Nachteil, dass sie ganz regelmäßig eingenommen werden muss und deshalb weniger sicher ist.

Hormonpräparate zur langfristigen Verhütung wie die Dreimonatsspritze oder eine Hormonkapsel, die unter die Haut am Oberarm eingesetzt wird, sind mit Vorsicht zu genießen. Erstens ist es bewiesen, dass sie einen eher negativen Einfluss auf den Zuckerstoffwechsel haben und zweitens kann es lange dauern, bis nach Absetzen bzw. Entfernung eine Schwangerschaft eintritt. Wenn das Ziel einer optimalen Stoffwechseleinstellung endlich erreicht ist, möchten Sie sich ja mit einem baldigen Eintritt der Schwangerschaft belohnen.

Spirale (Intrauterinpessar)

Ähnlich sicher wie die Pille ist die Spirale. Die ersten Modelle der Spirale verursachten häufig Entzündungen in der Gebärmutter und den Eierstöcken, was auch zur Unfruchtbarkeit führen kann. Deshalb wird die Spirale lieber bei Frauen benutzt, die schon Kinder haben. Jede Entzündung kann zudem zur Entgleisung des Stoffwechsel führen, so dass bei Diabetikerinnen eine Spirale eher zurückhaltend verwendet wurde. Aber auch hier gilt, dass neuere Modelle wie die Kupferspirale und die Spirale, die zudem Gestagene in die Gebärmutter abgibt, eine geringeres Infektionsrisiko haben. Zahlreiche Studien zeigten bei Frauen mit Diabetes keine erhöhte Rate an Infektionen, Ausstoßung oder Versagern im Vergleich zu stoffwechselgesunden Frauen.

Kondome, Diaphragma und Rhythmusmethode

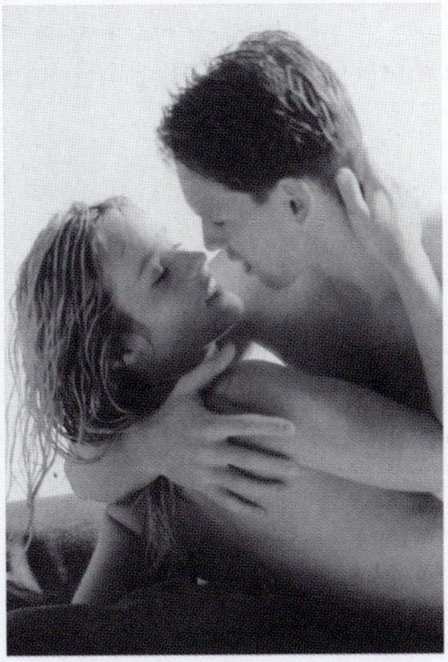

Die Verwendung sogenannter mechanischer Verhütungsmittel oder der Rhythmusmethode erfordert viel Disziplin und ein Versagen ist häufig durch Nicht- oder Falschanwendung bedingt. Ein Diaphragma ist eine Kappe aus Latex, die vor dem Geschlechtsverkehr in die Scheide eingefügt wird und den oberen Teil der Scheide und damit auch den Muttermund abschließt. Damit soll verhindert werden, dass Spermien in die Gebärmutter gelangen. Das Diaphragma sollte mit einem spermiziden Gel kombiniert werden. Bei der Rhythmusmethode werden die fruchtbaren Tage berechnet, mit oder ohne Unterstützung durch Temperaturmessungen und Beurteilung der Konsistenz des Schleims in der Scheide. Das setzt einen sehr stabilen Zyklus voraus, der jedoch auch durch Urlaubsreisen oder Erkrankungen leicht gestört werden kann. Diabetikerinnen haben zudem nicht selten keinen regelmäßigen Zyklus. Der Vorteil ist sicherlich, dass diese Methoden keinerlei Nebenwirkungen haben, insbesondere keinen Einfluss auf den Stoffwechsel. Ein großer Nachteil ist jedoch die hohe »Versagerquote«, die dem Ziel, geplant in die Schwangerschaft zu gehen, entgegensteht.

Wenn das Baby auf sich warten lässt

Meist ist die Konzeptionswahrscheinlichkeit nur vermindert.

Man geht davon aus, dass 6–9 % aller Paare in Mitteleuropa ungewollt kinderlos sind und eine Behandlung wünschen. Etwa 3 % bleiben dauerhaft ungewollt kinderlos. Mindestens 30 % aller Frauen mit schließlich erfülltem Kinderwunsch erlebten eine mindestens 12-monatige Episode der Unfruchtbarkeit. Bei der Mehrzahl ist die Konzeptionswahrscheinlichkeit lediglich vermindert. So kann man heutzutage damit rechnen, dass etwa der Hälfte der betroffenen Paare mit Hilfe der modernen Reproduktionsmedizin doch noch zu einem Kind verholfen werden kann.

Der normale weibliche Zyklus und Schwangerschaft

Der normale Zyklus der Frau dauert 28 Tage und wird gerechnet ab dem 1. Tag der Blutung. Wie aber wird dieser Zyklus gesteuert?

Unter dem Einfluss von dem aus der Hypophyse (Zirbeldrüse, ein Teil des Gehirns) stammendem Follikel-(Eibläschen-)stimulierenden Hormons (FSH) reift in den Eierstöcken eine Gruppe von Follikeln heran, von denen im Normalfall nur ein Follikel bis zum Ende heranreift. In dem Follikel wird von den sog. Thekazellen unter dem Einfluss von dem aus der Hypophyse stammenden luteinisierenden Hormon (LH) das männliche Hormon Androstendion und Testosteron gebildet. Diese Hormone gelangen nun in die Granulosazellen des Follikels, welche unter dem Einfluss von FSH stehen, und werden dort in die weiblichen Hormone (Östrogene) Estron und Estradiol umgewandelt. Diese Östrogene bewirken einen Aufbau der Gebärmutterschleimhaut (Endometrium) und eine verbesserte Durchlässigkeit des Schleims für die Spermien im Bereich des Gebärmutterhalses zur Zyklusmitte hin. Durch die Estradiolzunahme kommt es dann in der Mitte des Zyklusses über einen Feed-Back-Mechanismus zu einer vermehrten Ausschüttung von LH aus der Hypophyse, wodurch der Eisprung (Ovulation) bewirkt wird. Dabei wird das reife Ei (Oozyte) aus dem Follikel freigesetzt und vom Eileiter aufgenommen. Gleichzeitig wandelt sich jetzt der Follikel in den sog. Gelbkörper (Corpus luteum) um, der das Gelbkörperhormon Progesteron produziert. Dieses Hormon ist wichtig für die Umwandlung der Gebärmutterschleimhaut zur Einnistung des befruchteten Eis bzw. Embryos. Bei einer Schwangerschaft wird das Ei im Eileiter von den aufsteigenden Spermien befruchtet und wandert über die Eileiter in den nächsten Tagen in die Gebärmutter, wo es sich dann einnisten kann. Nach der Einnistung spricht man von einer Schwangerschaft. Erfolgt keine Einnistung, so blutet die Gebärmutterschleimhaut bei sinkendem Hormonspiegel ab (Menstruationsblutung) und der Zyklus beginnt von Neuem.

Sterilität

Der Begriff der »Sterilität« ist definiert als das Ausbleiben einer Schwangerschaft über zwei Jahre bei einem sexuell aktiven Paar ohne Anwendung von Empfängnisverhütung. Die Sterilität wird in Deutschland als Krankheit im versicherungsrechtlichen Sinn bewertet (Urteil des BGH 1986). Das ist wichtig für die Kostenübernahme der Behandlungskosten durch die Krankenkassen, die die Kosten jedoch nur anteilig übernehmen.

Die Ursache der Sterilität liegt etwa zur einen Hälfte beim Mann und zur anderen Hälfte bei der Frau. Die Ursachen für eine ungewollte Kinderlosigkeit in unserer Bevölkerung sind vielfältig, wie beispielsweise die Verschiebung der reproduktiven Phase in das höhere Lebensalter der Frau. Weitere mögliche Gründe sind entzündliche Eierstock-/Eileitererkrankungen, eine mögliche Belastung durch Schadstoffe (z. B. Schwermetalle, Pestizide) aber auch das Rauchen, Stress und sowohl Über- als auch Untergewicht. Zudem wird eine kontinuierliche Abnahme der Spermienqualität in den entwickelten Ländern diskutiert.

Welche Untersuchungen sollten bei der Frau durchgeführt werden?

Am Anfang steht eine gründliche Anamnese, des Weiteren eine Blutentnahme mit Bestimmung des Blutbilds zur Erfassung von Leber- und Nierenfunktionsstörungen sowie hämatologischen Erkrankungen.

- **Endokrinologische Diagnostik (Hormondiagnostik).**

Zur Erfassung von Hormonstörungen erfolgt die Erstellung eines Hormonstatus in der ersten Zyklushälfte (3.–8. Zyklustag). Dieser umfasst Estradiol, LH, FSH, Prolaktin, Androgene (DHEAS, Testosteron), Schilddrüsenhormone (TSH, evtl. T3, T4).

Zur Überwachung des zyklusgerechten Verlaufs kann ein Zyklusmonitoring durchgeführt werden. Hierunter versteht man die Beobachtung eines Zyklusses über mehrere Tage/Wochen mittels Ultraschall und Hormonanalysen. Damit ist es u. a. möglich, den bestmöglichen Zeitpunkt für die Empfängnis zu ermitteln.

Die Überprüfung der Corpus luteum-Funktion (Gelbkörperhormonphase) erfolgt in der 2. Zyklushälfte (Progesteron, Estradiol) etwa 5–8 Tage nach dem Eisprung.

- **Untersuchung von Gebärmutter/Eierstock**

Zur Beurteilung der Lage, Form und Struktur des inneren Genitales sollte eine Sonografie durch die Scheide erfolgen. Dabei können folgende Befunde erhalten werden: Nachweis bzw. Ausschluss von Myomen (Muskelknoten), Beurteilung der Lage und Form der Gebärmutter (z. B. Fehl- und Doppelbildungen), Struktur und Dicke des Endometriums (Gebärmutterschleimhaut), Ausschluss von Polypen. Zur genaueren Abklärung der Gebärmutterhöhle (Uteruscavum) kann eventuell auch eine Gebärmutterspiegelung (Hysteroskopie) durchgeführt werden. Zuletzt gelingt durch diese Untersuchung der Nachweis beider Ovarien sowie von Strukturveränderungen wie Zysten (Bläschen).

- **Abklärung der Eileiter (Tuben)**

Zur Abklärung der Eileiter gibt es folgende Möglichkeiten:

- diagnostische Laparoskopie (Bauchspiegelung) mit Chromopertubation (Durchspülung der Eileiter),
- Hysterosalpingo-Kontrastsonographie (Vaginalsonographische Untersuchung bei gleichzeitiger Durchspülung der Eileiter mit einem Kontrastmittel),
- Röntgen-Hysterosalpingographie (Röntgendarstellung von Gebärmutter und Eileitern nach Durchspülung mit einem Kontrastmittel).

Die Hystero-Salpingographie tritt aufgrund der Strahlenbelastung gegenüber der Hysterosalpingo-Kontrastsonographie als diagnostische Methode in den Hintergrund. Goldstandard zur Abklärung der Tuben ist die Laparoskopie, da sich hierbei auch entzündliche Veränderungen, Verwachsungen und die Beschaffenheit der Eierstöcke darstellen lassen und therapeutisch angegangen werden können.

- **Infektiologische Diagnostik**

In der Basisdiagnostik erfolgt eine Blutabnahme zum Ausschluss folgender Infektionen: Röteln, Varicellen, Toxoplasmose, Hepatitis B, Hepatitis C, HIV.

Bei der vaginalen Untersuchung erfolgt ein Abstrich vom Muttermund zur Untersuchung auf Bakterien in der Scheide.

Welche Untersuchungen sollten bei dem Mann durchgeführt werden?

Am Anfang steht eine Ejakulatuntersuchung mit Bestimmung der Qualität und Anzahl der Spermien, ergänzt ggf. durch infektiologische und hormonelle Analytik. Generell ist eine umfassende klinische Untersuchung des Genitales (Hoden, Nebenhoden, Prostata) anzuraten, die zumindest bei pathologischem Spermiogramm (Charakteristika der Spermien) zu erfolgen hat. Die klinische Untersuchung sollte vom spezialisierten Arzt durchgeführt werden (Andrologie, Urologie).

Therapeutische Möglichkeiten der modernen Reproduktionsmedizin

Je nach Ursache des nicht erfüllten Kinderwunsches gibt es verschiedene Möglichkeiten, dem betroffenen Paar mit Hilfe der modernen Reproduktionsmedizin doch noch zu einem Kind zu verhelfen.

Hormontherapie

- **Hormontherapie.** Manchmal kommt es vor, dass ein Eibläschen nicht gebildet wird. Hierfür kommt evt. als Ursache eine ungenügende Ausschüttung von FSH aus der Hypophyse in Betracht. Manchmal ist der Eierstock aber auch sehr »träge« z. B. mit zunehmendem Alter. In diesen Fällen kann man mit Hormongaben die Eibläschenentwicklung und Eizellreifung oftmals günstig beeinflussen.

Insemination

- **Insemination (Einführung von Spermien).** Sollte die Spermienqualität mäßig herabgesetzt sein, so kann auch nach vorausgehender Spermienaufbereitung, wobei die bestbeweglichen Spermien herausgefiltert werden, die Spermieninjektion durch den Muttermund direkt in die Gebärmutter durchgeführt werden. Die Schwangerschaftsrate beträgt hierbei ca. 5–15 % pro Versuch.

In-vitro-Fertilisation

- **In-vitro-Fertilisation (IVF).** Sollte ein Eileiterverschluss vorliegen oder die Anzahl der Spermien stark eingeschränkt sein, so kann über eine Befruchtung aus der Retorte (Glasschale) versucht werden, eine Schwangerschaft zu erreichen. Hierzu werden die Eizellen nach vorausgehender Hormonstimulation bei einer ultraschallgesteuerten Punktion über die Scheide aus den Eierstöcken gewonnen und im Labor mit den Spermien zusammengebracht. Die Spermien dringen hierbei von selbst in die Eizelle ein und befruchten diese. 2–5 Tage später wird dann der sog. Embryo, bestehend aus 2 bis 64 Zellen in die Gebärmutter zurückgegeben (Embryotransfer), wobei in Deutschland hierfür aus gutem Grund höchstens drei Embryonen erlaubt sind. Die Schwangerschaftsrate liegt hierbei im Durchschnitt bei ca. 25–30 % pro Transfer.

Intracytoplasmatische Spermieninjektion

- **Intracytoplasmatische Spermieninjektion (ICSI).** Sollte die Beweglichkeit der Spermien extrem stark eingeschränkt sein, so dass zu befürchten ist, dass ein Spermium nicht von selbst in die Eizelle eindringen kann, sollte eine ICSI (intracytoplasmatische Spermieninjektion) durchgeführt werden. Hierbei wird ein Spermium mittels einer winzigen Kanüle unter dem Mikroskop direkt in die Eizelle injiziert. Die Schwangerschaftsrate liegt hierbei wie bei der IVF ebenfalls bei ca. 25–30 % pro Transfer.

Sollten im normalen Ejakulat keine Spermien nachweisbar sein, so kann versucht werden, Spermien direkt aus dem Hoden mittels einer Biopsie zu gewinnen (TESE). Diese können dann mit der ICSI-Methode in die Eizelle gebracht werden. Schwangerschaftsrate auch hier ca. 20–25 % pro Transfer.

Diabetes, Übergewicht und unerfüllter Kinderwunsch

Zusammenfassend lässt sich sagen, dass heutzutage mit Hilfe der modernen Reproduktionsmedizin eine Sterilität – auch bei einer Diabetikerin – oft gut therapiert werden kann. Wichtig ist jedoch, auch in Hinblick auf den weiteren Schwangerschaftsverlauf, dass eine frühzeitige gute Stoffwechseleinstellung die Chance auf eine erfolgreiche Schwangerschaft verbessert.

Zusammenspiel von Diabetes und Sterilität/Infertilität

Bekannt ist, dass bei Frauen mit einem Typ-1-Diabetes häufiger Störungen der reproduktiven Funktion im fortpflanzungsfähigen Alter auftreten. Eine verspätete Menarche (Einsetzen der ersten Regelblutung) wird häufig bei Frauen mit einem beginnenden Typ-1-Diabetes um die Pubertät beobachtet. Bei nahezu einem Drittel aller Frauen im reproduktiven Alter mit Typ-1-Diabetes zeigen sich Menstruationsstörungen.

Typ-1-Diabetes geht häufig mit Menstruationsstörungen einher.

Heutzutage wird davon ausgegangen, dass ein gut eingestellter Diabetes mit guter Stoffwechsellage keine Abortursache darstellt. Ist die Stoffwechsellage hingegen schlecht, ergibt sich hieraus ein hohes Abortrisiko, das auch durch die erhöhte Rate von Fehlbildungen bei Schwangeren mit Hyperglykämie während der Organogenese (Phase der Organentwicklung beim Embryo) bedingt ist.

Funktioneller Hyperandrogenismus/Metabolisches Syndrom

Der »funktionelle Hyperandrogenismus (FHA)« einer Frau ist durch Erscheinungen, die mit männlich orientierten Charakteristika (z.B. männliche Behaarung, Hyperandrogenämie [Erhöhung der männlichen Hormone]) einherhergehen, definiert. Diese sind im Allgemeinen mit spezifisch-weiblichen Störmustern kombiniert. Hierzu zählen Zyklusstörungen (insbesondere verlängerte Zyklen) aber auch vergrößerte Eierstöcke mit vielen Follikeln (polycystisches Ovar). Insgesamt hat man es mit Störungen zu tun, die eine immense Variation mit kosmetischen Abweichungen einerseits und komplexen Erkrankungen andererseits aufweisen. Ein oder mehrere Organe können beteiligt sein. Neben relativ kurzen Störungen (z.B. pubertäre Akne) liegt aber meist eine längerfristige (z.B. Infertilität), nicht selten, in Kombination mit Adipositas (Übergewicht), auch eine lebenslange Problematik zugrunde. Insgesamt wird derzeit versucht, den »funktionellen Hyperandrogenismus« in verschiedene Ursachengruppen einzuteilen. Eine Ursachenuntergruppe stellt das sogenannte Hyperandrogenämie-Hyperinsulinämie-Adipositas-Syndrom (HAIOS) dar. Ein Body Mass Index (BMI = Gewicht/Größe) von >27–30 kg/m^2 ist häufig mit einer peripheren Insulinresistenz und erhöhten Insulinspiegeln (Hyperinsulinämie) assoziiert. Dies führt bei entsprechender Empfänglichkeit zur Aktivierung der Androgenbiosynthese in den Thekazellen des Eierstocks, Anhebung des hypophysären LH und Senkung des SHBG (sexualhormonbindendes Globulin). Die Hyperinsulinämie kann in einen Typ-II-Diabetes übergehen und zusammen mit erhöhten Blutfettwerten, Bluthochdruck und erhöhtem Harnsäurespiegel zum sog. »metabolischen Syndrom« führen.

Die häufig hiermit vergesellschaftete Sterilität erklärt sich u. a. durch das Ausbleiben des Eisprungs, Follikelreifungsstörungen und Gelbkörperhormonschwächen bei dieser Krankheit.

Welche therapeutischen Möglichkeiten bestehen?
Bei bestehender Adipositas sollte der Versuch einer Lebensstilumstellung unternommen werden mit gesunder, kalorienreduzierter Ernährung und regelmäßigem körperlichen Training. Hierbei sind in aller Regel unterstützende Maßnahmen wie z. B. Ernährungsberatung, therapeutisches Körpertraining, psychosomatische Begleitung erforderlich.

Medikamentös werden bei bestehender Insulinresistenz verschiedene Medikamente angewendet, die die Aufnahme von Glucose aus dem Darm vermindern oder die Insulinsensitivität verbessern. Diese müssen bei Eintritt der Schwangerschaft abgesetzt werden.

Die häufig mit HAIOS verbundenen Fettstoffwechselstörungen können auch, wenn sie sich durch Änderung des Lebensstils nicht normalisieren lassen, die Behandlung mit Medikamenten notwendig machen. Bei Kinderwunsch kann insbesondere bei Follikelreifungsstörungen eine hormonelle Unterstützung mit den oben beschriebenen Methoden erfolgen.

Natürliche fruchtbarkeitsfördernde Mittel

Natürliche fruchtbarkeitsfördernde Mittel dienen zur Ernährung des ganzen Körpers, zur Kräftigung (Tonisierung) der Gebärmutter, zur Normalisierung des Hormonhaushaltes und zum Beruhigen des Nervensystems. Kalzium und Magnesium sind dabei die beiden wichtigsten Mineralien, die die Fähigkeit zur Empfängnis und zur Aufrechterhaltung einer Schwangerschaft positiv beeinflussen.

Rotkleeblüten (Trifolium pratense) sind wegen ihres hohen Anteils an Vitaminen sehr vorteilhaft für die Gebärmutter; weiterhin ist der hohe Eiweißgehalt gut für den ganzen Körper. Die ebenfalls reichlich vorhandenen Mineralien Kalzium und Magnesium entspannen das Nervensystem; der hohe Gehalt an Mineralstoffen hilft, die Hormonfunktionen wiederherzustellen und im Gleichgewicht zu halten. Außerdem wirkt Rotklee im Körper basenbildend und kann somit das Säure/Basengleichgewicht von Vagina und Gebärmutter so verschieben, dass eine Empfängnis begünstigt wird. Ein Aufguss aus 30 g Rotkleeblüten wird in 1 l Wasser über 4 Stunden ziehen gelassen und kann über den Tag verteilt uneingeschränkt getrunken werden, auch kontinuierlich über mehrere Monate.

Brennnesselblätter (Urtica dioica) sind aufbauend für den gesamten Körper. Sie stärken die Nieren und Nebennieren. Der hohe Mineralstoff- und Chlorophyllgehalt macht sie zu einer ausgezeichneten Nahrungspflanze und stärkt das Hormonsystem. Auch dieser Aufguss kann uneingeschränkt, d. h. mehrere Tassen am Tag über mehrere Monate getrunken werden.

Himbeerblätter und Kreuzkraut, einschließlich alle Rubusarten (Rubus idaeus) sind durch ihren reichhaltigen Kalziumgehalt ein weiteres Gebärmuttertonikum.

Auch das Kreuzkraut (Jakobskraut, Senecio jacobaea) gilt als kräftiges Gebärmuttertonikum. Die indianischen Frauen nannten es »Lebenswurzel« und benutzten es vor, während und nach der Schwangerschaft. Am wirkungsvollsten ist eine Tinktur aus frischen Blüten, sie wird in jedem Zyklus ein bis zwei Wochen lang eingenommen, jeweils 5 Tropfen. Von Zyklusmitte bis zur Menstruation genommen, stellt Kreuzkraut das hormonelle Gleichgewicht her und sorgt für einen regelmäßigen Zyklus.

Vitamin E beeinflusst nachweislich die Fruchtbarkeit von Frauen wie Männern. Lieferanten für Vitamin E sind Brunnenkresse, Luzerne, Hagebutten, Himbeerblätter, Löwenzahn, Algen.

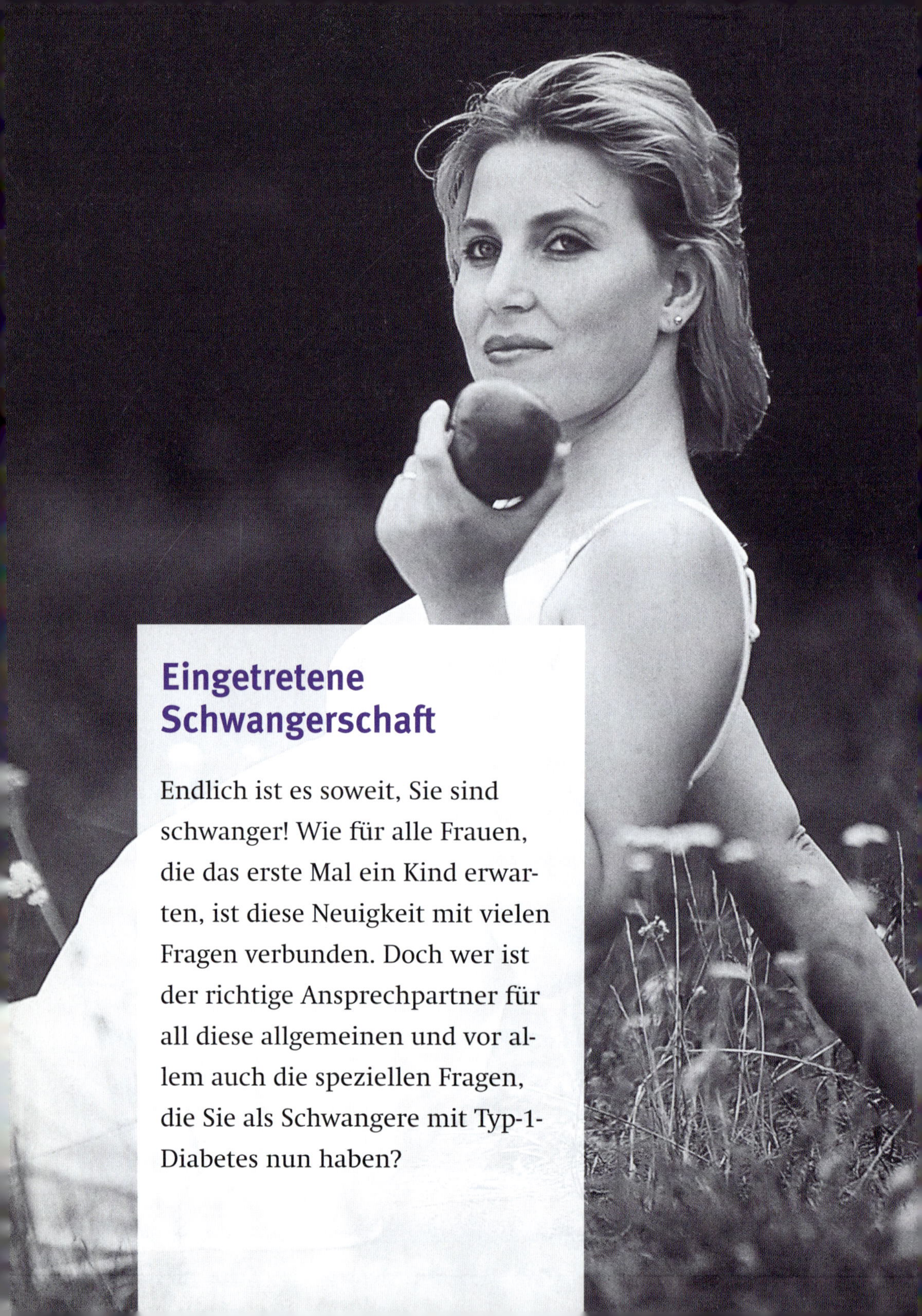

Eingetretene Schwangerschaft

Endlich ist es soweit, Sie sind schwanger! Wie für alle Frauen, die das erste Mal ein Kind erwarten, ist diese Neuigkeit mit vielen Fragen verbunden. Doch wer ist der richtige Ansprechpartner für all diese allgemeinen und vor allem auch die speziellen Fragen, die Sie als Schwangere mit Typ-1-Diabetes nun haben?

Betreuung durch die Hebamme

Die Hebamme ist Ihre Begleiterin durch Schwangerschaft, Geburt und Wochenbett. Je früher Sie sich kennen lernen, desto besser kann sie auf Ihre Bedürfnisse eingehen. Ihre Aufgabe ist es, die Frauen und Paare umfassend zu informieren und unterstützend zu beraten, um sie dann bei der von Ihnen getroffenen Wahl in der Schwangerenvorsorge, dem Geburtsort, der Gebärposition oder dem Stillen zu begleiten.

Die Schwangerschaft

In der Schwangerschaft erfahren Frauen durch die Hebamme eine kontinuierliche und kompetente Betreuung. In der Schwangerenvorsorge kann sie alle im Mutterpass vorgeschriebenen Untersuchungen, außer Ultraschall, durchführen, wobei sie bei Regelwidrigkeiten einen Facharzt hinzuzieht. Die Hebamme berät in Sachen Pränataldiagnostik und hilft bei Schwangerschaftsbeschwerden.

Die Geburtsvorbereitung

In der Geburtsvorbereitung werden Frauen und Paare durch umfassende Informationen und Übungen auf die besonderen Situationen vor, während und nach der Geburt vorbereitet und auch mit dem Leben mit dem Neugeboren vertraut gemacht.

Die Geburt

Unabhängig von Ihrer Entscheidung, ob Sie Ihr Kind in einem Krankenhaus, Geburtshaus, einer Praxis oder zu Hause entbinden, eine Hebamme ist immer dabei, das ist in Deutschland gesetzlich festgelegt. Sie wird mit ihren Erfahrungen und viel Einfühlungsvermögen Ihre Geburtsarbeit unterstützen und Ihnen Möglichkeiten zur Entspannung und zur Schmerzlinderung anbieten. Das Konzept der »Beleghebamme« ermöglicht auch die Betreuung unter der Geburt durch die gleiche Hebamme, die die Frauen während und nach der Schwangerschaft betreut. Das schafft viel Vertrauen in der Geburtssituation.

Das Wochenbett

Das Wochenbett umfasst den Zeitraum vom Tag der Geburt bis acht Wochen danach. In dieser Zeit werden Eltern und Kind miteinander vertraut und lernen sich an die neuen Lebensumstände anzupassen. Die Hebamme betreut Sie dabei in den ersten Wochen durch tägliche Hausbesuche mit ihrem fachlichen Wissen und Erfahrungen beim Stillen, in der Pflege des Neugeborenen und der Rückbildung, sie kümmert sich also rundum um das Wohlbefinden der neuen Familie.

Interdisziplinäre Betreuung und Wahl der Geburtsklinik

In der Vorbereitung auf die Schwangerschaft haben Sie vorwiegend mit Ihrem Diabetologen/in zusammengearbeitet, wobei eine Untersuchung bei Ihrem Frauenarzt/in sicherlich sinnvoll ist, um abzuklären, ob aus gynäkologischer Sicht nichts gegen eine Schwangerschaft spricht. Bei Eintritt der Schwangerschaft ist der Zeitpunkt gekommen, wo alle Ihre behandelnden Ärzte/innen eng zusammenarbeiten müssen. Eine starke Schwangerschaftsübelkeit z. B., die eigentlich in den Zuständigkeitsbereich des Frauenarztes/in fällt, kann eine dringende Anpassung Ihrer Insulindosis erfordern, wobei Sie die Hilfe Ihres Diabetologen/in benötigen. Medikamente gegen vorzeitige Wehen oder eine Harnwegsinfektion können zu einer Entgleisung des Stoffwechsels führen. Die Wahl des Entbindungszeitpunkt richtet sich sowohl nach der Stoffwechseleinstellung als auch nach geburtshilflichen Aspekten. Der/die Geburtshelfer/in kann durch Ultraschall entdecken, dass Ihr Kind zu sehr an Gewicht zugenommen hat, was eventuell eine strengere Einstellung Ihres Zuckers erfordert. Das sind nur einige Beispiele, wie wichtig der enge Kontakt zwischen Ihren Ärzten/innen sein muss. Es ist unbedingt nötig, dass Ihre behandelnden Ärzte/innen Erfahrung in der Betreuung von Schwangeren mit Diabetes haben. Das soll nicht heißen, dass Sie Ihre vertrauten Ärzte/innen verlassen sollen. Aber es gibt in den meisten Städten und Regionen die Möglichkeit, Diabetologen/innen oder Geburtsmediziner/innen als Berater mit einzubeziehen, die sich auf die Betreuung von Schwangeren mit Diabetes spezialisiert haben. Manche großen Geburtskliniken bieten eine Schwangerenberatung für Diabetikerinnen an. Das Internet kann hilfreich sein, um Adressen zu finden oder Experten zu kontaktieren (www.deutsche-diabetes-gesellschaft.de; www.diabetes-deutschland.de; www.schwangerschaftsdiabetes.de). Es lohnt sich, einen längeren Weg auf sich zu nehmen, wenn in der näheren Umgebung kein Angebot besteht.

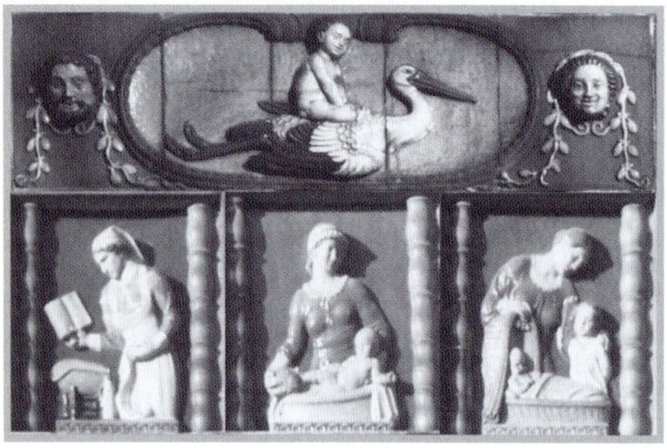

Relief am historischen Eingang der Geburtsklinik des Vivantes-Klinikums Neukölln in Berlin

Das betrifft auch die Frage der Entbindungsklinik. Bis zur Geburt Ihres Kindes haben Sie einen weiten Weg zurückgelegt und trotz optimaler Betreuung in der Schwangerschaft besteht für Sie und Ihr Kind doch ein erhöhtes Risiko, dass es zu Komplikationen unter der Geburt kommt. Es ist deshalb unbedingt empfehlenswert, dass Sie eine Geburtsklinik mit Neugeborenen-Intensivstation wählen, sodass Ihr Kind im Notfall sofort versorgt werden kann und nicht erst ein Kinderarzt aus einem anderen Haus gerufen werden muss. Auch bei der Geburtsklinik gilt, dass Erfahrung in der Entbindung von Schwangeren mit Diabetes bestehen sollte. Fragen Sie ruhig nach, wieviel Diabetikerinnen im Jahr entbunden werden. Ein frühzeitiger Kontakt zur Klinik, spätestens im zweiten Schwangerschaftsdrittel, ist vertrauensfördernd und hilft Ihre Entbindung optimal vorzubereiten.

Reisen in der Schwangerschaft

Machen Sie keine riskanten Reisen mit extremem Klimawechsel oder hohem Infektionsrisiko.

Als Grundregel bei Reisen in der Schwangerschaft gilt, die gesundheitlichen Risiken auf ein Minimum zu beschränken, vor allem bei der Auswahl des Reisezieles.

Vermeiden sie extremen Klimawechsel und stark veränderte Ernährungsbedingungen und informieren sie sich vor dem Urlaub, ob eine fachärztliche Betreuung vorort möglich ist.

Reisen in Länder mit einem hohen Infektionsrisiko (z. B. für Malaria) sollten sie auf jedenfall vermeiden, da sie in der Schwangerschaft besonders schwer verlaufen können und zu einer Fehl- oder Frühgeburt führen können. Lassen sich solche Reisen nicht vermeiden, informieren sie sich bei Ihrem Arzt oder dem zuständigen Tropeninstitut, ob Prophylaxen oder Impfungen in der Schwangerschaft möglich sind.

Bei längeren Flugreisen müssen Sie durch den hohen Feuchtigkeitsverlust ausreichend trinken und Stützstrümpfe tragen, um durch das längere Sitzen einen Rückstau in den Venen vorzubeugen. Vermeiden Sie es, in den ersten drei Monaten und in den letzten sechs Wochen vor dem Termin zu fliegen. Ganz abzuraten ist von Flügen mit kleinen Maschinen ohne Druckausgleich, dadurch kann sich die Sauerstoffversorgung beim Kind manchmal drastisch verringern.

Die Entwicklungsphasen des Kindes

Die zeitliche Abfolge wird hier ab Ausbleiben der Regelblutung beschrieben, wie es im Volksmund üblich ist. Die Geburtsmediziner zählen den Monat seit der letzten Regelblutung mit. Deshalb dauert aus ihrer Sicht eine Schwangerschaft 10 Monate, was oft zu Verwirrung führt.

1. Monat

Die Erbanlagen Ihres Babies, das heißt, ob Mädchen oder Junge, welche Haarfarbe, Augenfarbe oder Gesichtsform es haben wird, stehen mit der Befruchtung fest. In der ersten Woche, also unmittelbar nach der Befruchtung teilt sich die Eizelle mehrere Male auf dem Weg zur Gebärmutter und nistet sich dort in der Gebärmutterschleimhaut ein. Dann beginnen sich die Zellen zu differenzieren. Das heißt, aus einigen Zellen wächst das Baby und die Plazenta heran, aus anderen Zellen entsteht die Fruchtblase und das Fruchtwasser, die das Baby umhüllen und vor Stößen, Druck und Temperaturschwankungen schützen.

2. Monat

In diesem Monat wächst der Embryo zu einem wohlproportionierten »Klein-Baby« heran. Es hat alle inneren Organe eines Erwachsenen, obwohl es erst 2 cm groß ist und etwa 1 Gramm wiegt. Es hat ein menschliches Gesicht mit Augen, Ohren, Lippen, Zunge und sogar schon Milchzahnknospen im Kiefer. Der Körper ist mit Muskeln ausgestattet und von einer zarten Haut überzogen. Die Arme haben Hände und Finger und die Beine erkennbare Knie, Knöchel und Zehen. Das Gehirn sendet bereits Impulse aus, die die Funktionen/Tätigkeiten der Organe koordinieren.

Wenn der Embryo diese Entwicklungsphase unversehrt erreicht hat, hat er gute Voraussetzungen für seine Weiterentwicklung. Die körperliche Entwicklung ist im Wesentlichen abgeschlossen.

3. Monat

Das Baby ist nun schon sehr lebhaft. Es kann mit den Beinen stoßen, eine Faust machen, den Kopf drehen und die Stirn runzeln, den Mund aufmachen und die Lippen fest zusammenpressen. Die Mutter spürt ihr Baby noch nicht, da die Muskeln noch zu schwach sind. Das Baby ist noch so klein, dass die Gebärmutter kaum vergrößert ist.

4. Monat

Im 4. Monat wächst das Baby so kräftig, dass es die Hälfte seiner Geburtslänge erreicht. Es ist jetzt ca 20–25 cm groß. Die Bewegungen sind nicht mehr so marionettenhaft, sondern anmutig und gleichmäßig wie bei einem Neugeborenen. Jetzt ist das Baby schon viel kräftiger und die Mutter kann die ersten Lebenszeichen selbst wahrnehmen.

5. Monat

Jetzt beginnt das Wachstum von Kopf- und Augenbrauenhaare und es ist ein erster Wimpernsaum sichtbar. Das Skelett verhärtet sich weiter, auf den Nagelbetten entstehen Fuß- und Fingernägel. Die Muskulatur des Babies hat sich weiter so kräftig entwickelt, dass aus den Bewegungen ein deutliches Stoßen und Drehen geworden ist.

Im 5. und 6. Monat erscheint auf der Haut, insbesondere auf den Armen, Beinen und Rücken ein feiner, wolliger Flaum, der Lanugo genannt wird.

6. Monat

Jetzt setzt das Baby etwas Fett unter der Haut an und erreicht ein Gewicht von etwa 800 g. In diesem Monat werden die Augenlider beweglich und das Baby kann die Augen öffnen und schließen. Die Haut des Babies bildet jetzt eine dicke weißliche Creme, die Vernix genannt wird und die Haut im Fruchtwasser schützt.

7. Monat

Im 7. Monat nimmt das Baby nochmal 500 g zu. Das Baby lernt jetzt das Saugen und kann am Daumen lutschen. Manche Babies werden sogar mit einer Saugstelle am Daumen geboren. Ende des 7. Monats sind die Babies medizinisch gesprochen lebensfähig, das heißt, alle Organe sind ausreichend entwickelt, um ein Leben außerhalb der Gebärmutter zu ermöglichen.

8. Monat

Jetzt nimmt das Baby mindestens nochmal 1 kg zu, und zwar in erster Linie in Form eines Fettpolsters, was nach der Geburt vor dem Auskühlen, bzw. vor dem Wärmeverlust schützt.

9. Monat

In der Gebärmutter ist jetzt für freie Bewegungen nicht mehr so viel Platz. Das Baby hat seine Geburtslage eingenommen, meistens ist das Köpfchen unten und das Kind ist bereit für seinen Geburtstag. Wenn das Baby sich jetzt bewegt, sind die Stöße so kräftig, dass sie sich auf dem Bauch abzeichnen.

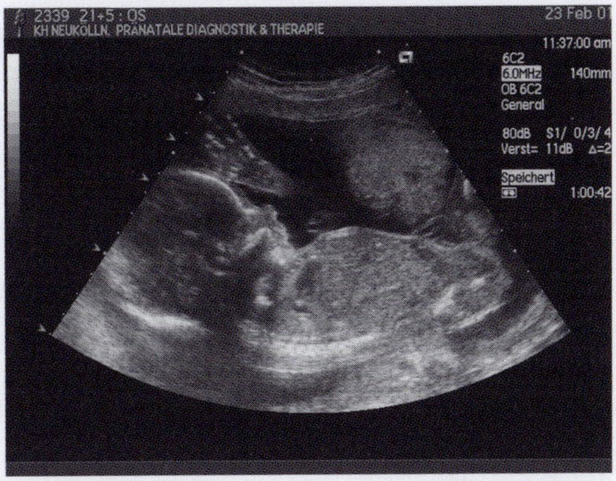

Bei Autoreisen sollten Sie für genügend Pausen und Bewegung sorgen. Stellen sie sich Ihren Autositz bequem nach hinten, damit Sie nicht zu abgeknickt sitzen, und somit die Durchblutung Ihrer Beine sowie im Beckenbereich der Gebärmutter nicht vermindern.

Für Diabetikerinnen, vor allem aber für Frauen mit insulinpflichtiger Schwangerschaftsdiabetes ist diese Reisesituation neu und es ist deshalb wichtig zu berücksichtigen, dass der Urlaub vom Alltag eine Veränderung im Insulinbedarf mit sich bringen kann. Vielleicht freuen Sie sich schon lange aufs Ausschlafen im Urlaub, wodurch sich die Mahlzeiten verschieben, oder Sie bewegen sich weniger oder auch mehr im Urlaub, alles muss berücksichtigt werden, damit der Urlaub nicht zum Notfall wird.

Ein paar Tipps für den Urlaub

- Besprechen Sie Ihre Urlaubsplanung mit Ihrem Arzt/in.
- Nehmen Sie Ihre Medikamente im Handgepäck mit, damit es für Sie gut erreichbar ist, und denken Sie an einen ausreichenden Vorrat.
- Ihre Reisebegleitung sollte wissen, wie sie im Falle einer Unterzuckerung mit Ihnen umgehen muss.

Das erste Schwangerschaftsdrittel

Die ersten drei Monate sind die wichtigste Entwicklungsphase für Ihr Kind: Die Organe bilden sich.

Das erste Schwangerschaftsdrittel umfasst die ersten drei Monate Ihrer Schwangerschaft. Für Ihr Kind ist dies die wichtigste Entwicklungsphase, da sich in dieser Zeit die Organe bilden. Für Ihren eigenen Körper ist diese Zeit sehr anstrengend, da sich alles erstmal von »Normalbetrieb« auf »schwanger« umstellen muss.

Stoffwechseleinstellung im 1. Schwangerschaftsdrittel

Der Blutzuckerverlauf kann in den ersten Schwangerschaftswochen mit der Fahrt in einem Ruderboot auf dem atlantischen Ozean verglichen werden. Die Blutzuckerwerte schwanken mehr als sonst, manchmal unberechenbar, es kommt häufiger zu Unterzuckerungen, gelegentlich ändert sich auch noch der Tagesbedarf an Insulin – die täglichen Einheiten sinken ab. Sie müssen also eine Menge Arbeit leisten, um nicht aus dem Boot zu fallen. Immer wieder stellen wir fest, dass den Frauen ein Blick in das Blutzuckertagebuch reicht, um anhand der Werte festzustellen: »Ich bin wohl schwanger.« Und das bevor der Test gemacht wurde! Meistens stimmt es dann auch.

Schwankende Blutzuckerwerte können Ihnen jetzt zu schaffen machen.

Durch die Schulung und Ihre persönliche Erfahrung mit der intensivierten Insulinbehandlung sind Sie sehr gut auf die Ereignisse der ersten Schwangerschaftswochen vorbereitet. Aktuelle Veränderungen der Blutzuckerwerte können Sie durch Korrekturen mit kurzwirksamem Insulin oder zusätzlicher Aufnahme von KE ausgleichen. Vorübergehend hilft es auch, im Laufe des vormittags, so gegen 10 bis 11 Uhr, und nachmittags, so gegen 15 bis 16 Uhr, zusätzliche Blutzucker-Messungen zu machen. Eine eventuelle Veränderung des Basisinsulins sollten Sie mit Ihrem Diabetologen besprechen.

Insulin und Schwangerschaftsübelkeit bzw. -erbrechen

In schwereren Fällen von Schwangerschaftserbrechen wird Ihr Frauenarzt Sie für einige Tage in die Klinik einweisen, wo Sie durch Infusionen mit ausreichend Kalorien versorgt werden. Allein die Krankenhausaufnahme führt in diesen Fällen zu einer Beruhigung der Brechanfälle. Hier geht es aber um die Frage, wie Sie sich bei gelegentlichem, leichten Erbrechen oder dem für einige Tage anhaltendem Gefühl der ständigen Übelkeit verhalten können. Welche Dosis Insulin ist ratsam, wenn Sie nicht wissen, wieviel Sie wirklich essen werden oder ob doch einiges von der Mahlzeit wieder nach draußen befördert wird?

Wenn es plötzlich losgeht mit dem Erbrechen und Sie zum Frühstück noch normal gegessen und gespritzt haben, empfiehlt es sich, häufiger den Blutzucker zu kontrollieren, z. B. jede Stunde. Bahnt sich eine Unterzuckerung an, versuchen Sie, Obstsäfte in verdünnter Form oder andere zuckerhaltige Getränke, wie gesüßten Tee zu sich zu nehmen, und dies am besten in wiederholten, eher kleineren Portionen. Im Notfall lutschen Sie Traubenzucker-Plättchen im Mund bis sie völlig zerfallen sind. Feste Speisen sind in dieser Situation eher ungünstig.

Tritt das Erbrechen regelmäßig nach den Mahlzeiten auf, können Sie den Insulinfaktor pro KE vermindern, z. B. auf die Hälfte der üblichen Dosis. Bleibt dann dennoch das Essen im Magen, spritzen Sie die fehlende Menge Insulin nach. Günstig wäre der Zeitpunkt zwei Stunden nach dem Essen, da Sie dann ohnehin eine Blutzuckermessung machen und eventuell noch eine Insulin-Korrekturdosis anbringen können.

Manchmal kommt es zu ständigen, kurzen Brechanfällen, bei denen nur ganz geringe Mengen Flüssigkeit oder Nahrung aus dem Magen wieder hochkommen, Sie fast jede Stunde – zumindest am vormittag – auf die Toilette rennen müssen und Sie absolut keinen Appetit mehr haben. Keine Sorge, wenn Ihr Basisinsulin richtig dosiert ist, kann nicht allzuviel passieren. Häufigere Blutzuckermessungen, eventuelle Korrekturen und Abpassen des richtigen Momentes, doch noch eine Kleinigkeit zu sich zu nehmen, sind Ihre Möglichkeiten. Wenn Sie berufstätig sind, sprechen Sie mit Ihrem Frauenarzt und lassen sich für einige Tage krankschreiben. Wenn Sie den Haushalt und noch andere Kinder versorgen, nehmen Sie eventuell angebotene Unterstützung von Ihrem Mann, Ihren Verwandten, Nachbarn oder Freunden an. Wird Ihnen keine Hilfe angeboten, dann bestehen Sie darauf – Sie können mit Verständnis rechnen.

Messen Sie häufig Ihre Blutzuckerwerte.

Meistens ist das Problem von Schwangerschaftsübelkeit und -erbrechen am Ende des dritten Monats vorüber. Nur selten dauert es länger. Aber vereinzelt kann es sehr hartnäckig sein. Bedenken Sie, dass bei längerer Einschränkung der normalen Nahrungsaufnahme unter Umständen auch die Dosierung des Basisinsulins abgesenkt werden muss, weil die Insulinempfindlichkeit steigt. Besonders während der ersten Schwangerschaft ist das Schwangerschaftserbrechen ein Problem. Es kann aber auch in nachfolgenden Schwangerschaften wieder auftreten.

Sanfte Hilfe bei Beschwerden

Im ersten Schwangerschaftsdrittel leiden viele Frauen an Übelkeit und Erbrechen, Verstopfung oder Sodbrennen. Manchmal können schon ein paar gute Tipps Linderung verschaffen.

Verstopfung

Ursache für Verstopfung in der Schwangerschaft ist die in dieser Zeit vermehrte Produktion von Progesteron, das auch das schwangerschaftserhaltende Hormon genannt wird. Es hat eine entspannende Wirkung auf die glatte Muskulatur, um somit vorzeitige Wehentätigkeit zu verhindern. Diese entspannende Wirkung betrifft auch den Darm, wodurch seine Mobilität abnimmt. Die Folge: Verstopfung.

Zur Vorbeugung gibt es verschiedene Möglichkeiten:

- viel Bewegung, regelmäßige Spaziergänge;
- viel Obst und Gemüse, auch als Säfte;
- Vollkornprodukte regen die Darmtätigkeit an (wichtig ist es, dabei auch die Flüssigkeitszufuhr zu erhöhen!);
- Kräutertees (Fenchel und Anis) kräftigen den Darm;
- nach dem Aufstehen ein Glas warmes Wasser hilft, den Darm zu reinigen. Kalte Getränke verlangsamen die Verdauung, da der Körper die Flüssigkeit erst erwärmen muss.

Eisenmangel

Viele Frauen leiden schon vor der Schwangerschaft an Anämie (Blutarmut aufgrund von Eisenmangel). Grund dafür ist unter anderem die Menstruation, die bei manchen Frauen sehr stark ist. In der Schwangerschaft vergrößert sich das Blutvolumen durch die Wassereinlagerungen. Die flüssigen Bestandteile (Blutplasma) im Blut vermehren sich dabei um 30–40 %, die festen Bestandteile (Blutkörperchen) um ca 20 %. Diese Blutverdünnung führt zu einer physiologischen Schwangerschaftsanämie.

Ein niedriger Hb-Wert reduziert die Sauerstoffversorgung von Mutter und Kind und führt bei der Mutter zu erhöhter Infektanfälligkeit, erhöhter Neigung zu Ödemen und Schwangerschaftshypertonie (hoher Blutdruck). Das Kind ist vor allem durch Unreife und Mangelernährung gefährdet. Der Hb-Wert sollte 10 g/dl nicht unterschreiten.

Gute Eisenlieferanten sind Fleisch, Fisch, grünes Blattgemüse (vor allem Wildpflanzen, wie z. B. Löwenzahn, Brennessel), Rote Beete, Brokkoli, getrocknete Früchte, Nüsse, Vollkornprodukte.

Ein paar Tipps zur Vermeidung von Eisenmangel:

- Kräuterblutsaft aus der Apotheke (verursacht keine Verstopfung);
- Vitamin C, unterstützt die Eisenaufnahme;

- kein Kaffee, schwarzen Tee oder Coca-Cola (hemmen die Eisenaufnahme);
- Vermeidung von Stress;
- Ruhepausen.

Übelkeit und Erbrechen (Hyperemesis)

Übelkeit tritt bei fast einem Drittel aller Schwangeren auf, vor allem morgens und am späten Nachmittag. Die Beschwerden werden im Normalfall bis einschließlich dem 3. Monat besser und hören bis zum 4. Monat ganz auf. Die Übelkeit ist zwar sehr unangenehm, aber ungefährlich, solange es nicht in ständiges Erbrechen übergeht. In diesem Fall ist wegen dem hohen Flüssigkeits- und Elektrolytverlust eine stationäre Aufnahme unumgänglich.

Neben den physiologischen Ursachen – dem Anstieg von Hormonen – können ein zu niedriger Blutzuckerspiegel, ein niedriger Blutdruck, emotionale Ambivalenz zur Schwangerschaft, Vitamin-B6-Mangel, Eisenmangel, zu viel Süßes, zu scharfes oder zu fettiges Essen eine Schwangerschaftsübelkeit begünstigen.

Das wird Ihnen helfen:

- langsam Aufstehen;
- vor dem Aufstehen Zwieback oder ungesalzenes Knäckebrot essen;
- vor dem Ins-Bett-gehen eine eiweißreiche Mahlzeit essen, (z. B. Joghurt, Käsebrot, ...), da der Körper für die Verdauung von Eiweiß am längsten braucht und Ihr Blutzuckerspiegel somit morgens nicht zu tief ist;
- ausreichende Mineralstoffzufuhr;
- tägliches Spazierengehen (fördert den Abbau und die Ausscheidung der durch den Hormonwechsel entstehenden chemischen Nebenprodukte).

Sodbrennen

Sodbrennen ist unschädlich, aber kann sehr unangenehm sein. Die Ursache liegt darin, dass sich durch die wachsende Gebärmutter der Druck auf den Magen erhöht.

Das hilft:

- Milch in kleinen Mengen trinken;
- geschälte Nüsse oder Trockenfrüchte ganz lange kauen und wie einen Brei hinunterschlucken;
- viele kleine Mahlzeiten, langsam essen und gut kauen. Achten Sie darauf, durch welche Nahrungsmittel Ihr Sodbrennen ausgelöst wird;
- trinken Sie Anis- oder Fencheltee zwischen den Mahlzeiten, das stärkt den Magen, fördert die Verdauung und bindet die Magensäure;
- vermeiden Sie sich nach dem Essen flach hinzulegen;
- verzichten Sie auf Kaffee, schwarzen Tee, Zigaretten und weißen Zucker, sie können Sodbrennen verschlimmern.

Brustspannen

Viele Frauen kennen dieses Problem vor dem Einsetzen der Regel. Am besten hilft ein gutsitzender BH, auch wenn Sie vorher nie einen getragen haben. Zum Sport können auch zwei BHs übereinander getragen werden.

Gewichtszunahme in der Schwangerschaft

Die Gewichtszunahme in der Schwangerschaft kann sehr variieren. Sehr schlanke Frauen nehmen in der Anfangszeit sehr schnell zu, wodurch sich der Kreislauf stabilisiert und den Belastungen der Schwangerschaft besser gewachsen ist. Übergewichtige Frauen nehmen häufig gar nicht oder nur sehr wenig zu. Wichtig ist, dass Sie sich während der ganzen Zeit gesund ernähren, und nicht durch veraltete Ansichten für zwei essen, oder eine Diät machen. Zu wenig Nährstoffe können bei Ihnen selbst zu Mangelzuständen und bei Ihrem Baby zu einer Mangelentwicklung und geringem Geburtsgewicht führen.

Die Gewichtszunahme setzt sich zusammen aus dem Baby, das gegen Ende der Schwangerschaft zwischen 3 und 4 kg wiegen wird, der Fruchtwassermenge von ca. 800 ml bis 1 Liter, und der Plazenta (Mutterkuchen) mit etwa 500–700 g. Die Gebärmutter nimmt durch ihre Vergrößerung und Vermehrung ihrer Muskelzellen von 50 g auf 1,5 kg zu. Die Brust nimmt an Größe und Gewicht ca. 500 g zu. Durch die physiologischen Wassereinlagerungen, die das Gewebe weicher und dehnbarer machen und ein vergrößertes Blutvolumen kommen weitere 4–5 kg hinzu, durch das zusätzliche Fettgewebe als Energiespeicher 3,5–6 kg. Dadurch errechnet sich insgesamt eine Zunahme von 12–18 kg.

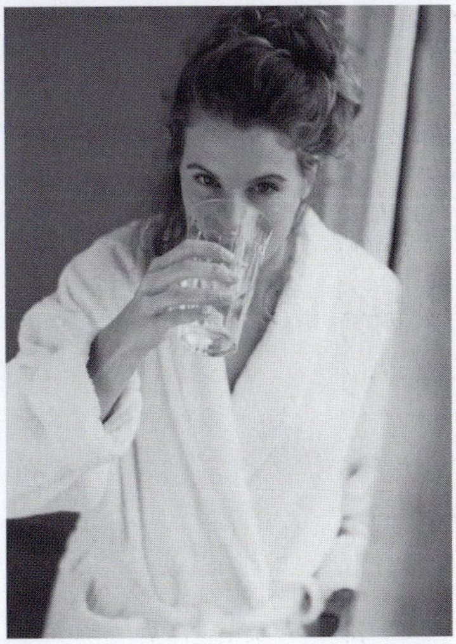

Geburtshilfliche Aspekte

Diabetikerinnen gelten als Risikoschwangere; deshalb kommen zu den Routineuntersuchungen zusätzliche Untersuchungen hinzu.

Unsere deutschen Mutterschaftsrichtlinien sehen bestimmte Vorsorgeuntersuchungen in der Schwangerschaft vor. Das betrifft Laboruntersuchungen, körperliche Untersuchungen wie Messung von Blutdruck und Gewicht und Ultraschalluntersuchungen. Zu den Routineuntersuchungen, die jeder Schwangeren angeboten werden, kommen bei sogenannten »Risikoschwangeren« zusätzliche Untersuchungen dazu. Das können z. B. regelmäßige Kontrollen des Wachstums des Kindes durch Ultraschall sein, während die Routinevorsorge nur einen Wachstumsschall mit 30–32 Schwangerschaftswochen vorsieht. Diabetikerinnen gelten als Risikoschwangere. Lassen Sie sich von diesem Wort nicht abschrecken. Das heißt nur, dass man auf Sie besonders aufpassen wird. Es gibt Empfehlungen zur Betreuung von schwangeren Diabetikerinnen, die gemeinsam von der Deutschen Gesellschaft für Gynäkologie und Geburtshilfe und der Diabetesgesellschaft im Jahr 1999 veröffentlicht wurden. Sie können nachgelesen werden in der Zeitschrift »FRAUENARZT«, die in medizinischen Bibliotheken einsehbar ist. Ab Januar 2004 wird sich eine Expertenkommision mit der Aktualisierung beschäftigen.

Wie wirkt sich die Stoffwechseleinstellung auf die Entwicklung des Kind aus?

»Ich bin schwanger!« Obwohl Sie sich vielleicht gut vorbereitet haben und sich das Kind wünschen oder auch wenn Sie die Schwangerschaft überrascht hat – jede Frau ist doch erst einmal ein bisschen verunsichert, wenn es Ernst wird. Noch sehen und fühlen Sie nichts von Ihrem Kind, die Vorstellung ist noch ziemlich abstrakt. Dennoch sind die ersten Wochen die wichtigste Zeit für Ihr Kind! Wenn man sich vor Augen hält, welche grundlegenden und komplexen Entwicklungsschritte in den ersten 12 Wochen der Schwangerschaft stattfinden, wundert es nicht, dass die Kinder in dieser Zeit so empfindlich sind für Veränderungen ihrer normalen Umgebung.

Angeborene Fehlbildungen. In der Frühschwangerschaft sind die Auswirkungen von Medikamenten, die die Mutter während der Organbildung eingenommen hat oder von Infektionskrankheiten oftmals gravierender als zu einem späteren Zeitpunkt der

Schwangerschaft. Eine Rötelninfektion der Mutter z. B. kann bei einer Infektion in den ersten 12 Schwangerschaftswochen zu einer so ausgeprägten Störung der Entwicklung führen, dass eine Beendigung der Schwangerschaft empfohlen wird oder es spontan zur Fehlgeburt kommt. So fällt es nicht schwer zu verstehen, warum eine optimale Blutzuckereinstellung während dieser sensiblen Phase so ungeheuer wichtig ist. Im Vordergrund stehen Fehler bei der Organentwicklung, wie sie bereits beschrieben wurden. Bei allen Ängsten vor Fehlbildungen bei Diabetikerinnen sollten wir uns jedoch immer das Positive vor Augen halten: mit einer guten Einstellung zum Zeitpunkt der Empfängnis ist das Risiko für Fehlbildungen bei Diabetikerinnen kaum größer als bei jeder anderen Frau.

Bei guter Blutzucker-Einstellung ist das Fehlbildungsrisiko kaum erhöht.

Hoher HbA1c-Wert zu Beginn der Schwangerschaft

Auch ein hoher HbA1c-Wert bei der Empfängnis heißt nicht, dass das Kind zwangsläufig eine Fehlbildung haben muss. Eine 38-jährige Schwangere mit Diabetes seit vielen Jahren erwartet ihr Wunschkind und wurde mit Dringlichkeit von ihrer Frauenärztin zum erweiterten Ultraschall, dem sogenannten Organschall, überwiesen. Sie hatte nächtelang kaum geschlafen, weil die Ärztin ein so besorgtes Gesicht gemacht hatte, als sie von dem HbA1c-Wert von 11,2 % am Anfang der Schwangerschaft erfahren hat. Vor der Schwangerschaft war die Frau lange nicht mehr bei Ihrem Diabetologen gewesen. Mit Herzklopfen lag die Schwangere auf der Ultraschallliege und konnte vor Panik kaum die schönen Bilder von ihrem Kind genießen. Endlich der erlösende Satz: Alles in Ordnung! Die Frau hat Glück gehabt, es hätte auch anders ausgehen können. Im Nachhinein fragte sie sich, warum sie sich diesem Stress ausgesetzt hat und sich so die Freude über die Schwangerschaft hat nehmen lassen, wenn sie mit entsprechender diabetologischer Vorbereitung auf die Schwangerschaft dem Organschall hätte ganz gelassen entgegenblicken können.

Fehlgeburt. Hohe Blutzuckerwerte können nicht nur zu Fehlbildungen, sondern auch zur Fehlgeburt (Abort) führen. In früheren Zeiten, als wir noch kein Insulin zur Verfügung hatten, wurden Diabetikerinnen zwar schwanger, aber sie hatten nur eine geringe Chance auf ein Baby. Viele Schwangerschaften endeten bereits nach wenigen Wochen in einer Fehlgeburt. Wa-

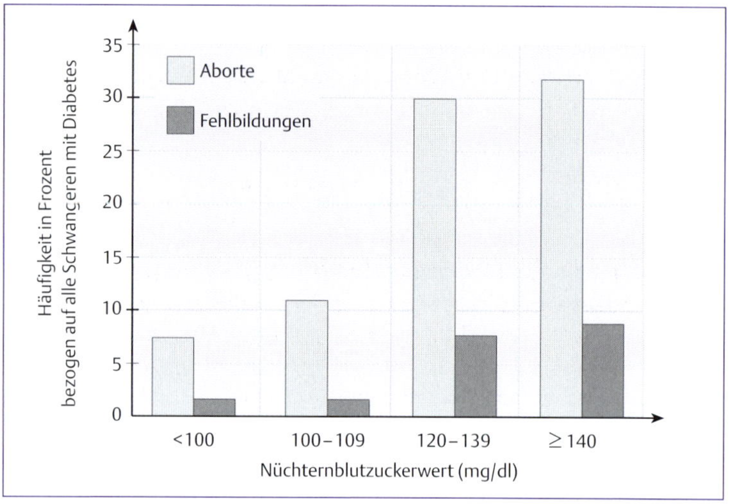

Zusammenhang von Abortrate und Fehlbildungshäufigkeit und Nüchternblutzuckerwert im 1. Schwangerschaftsdrittel (Rosenn, 1994)

rum das Abortrisiko so hoch ist, ist noch nicht abschließend geklärt. Ein Teil der Fehlgeburten ist sicherlich auf kindliche Fehlbildungen zurückzuführen, die so gravierend sind, dass die Natur selbst die Schwangerschaft beendet. Wir wissen, dass auch das Risiko für eine Fehlgeburt mit der Höhe der HbA1c-Werte und der Nüchternblutzuckerwerte im ersten Schwangerschaftsdrittel steigt. Sie haben es also in der Hand, durch eine gute Einstellung vor der Schwangerschaft auch das Risiko, Ihr Kind frühzeitig zu verlieren, positiv zu beeinflussen.

Blutungen in der Frühschwangerschaft

Es gibt natürlich diverse Gründe für Fehlgeburtsbestrebungen, nicht nur Diabetes! Häufig gehen einer Fehlgeburt Blutungen aus der Scheide vorweg, die anzeigen, dass der Mutterkuchen (Plazenta) nicht fest mit der Gebärmutter verbunden ist. Nicht alle Blutungen enden in einer Fehlgeburt, manchmal braucht es einige Wochen bis die Plazenta sich fest verankert hat. Körperliche Schonung bis zur strengen Bettruhe, um die Durchblutung der Gebärmutter zu verbessern, kann sich positiv auf diesen Prozess auswirken. Manchmal lässt sich die Fehlgeburt jedoch nicht mehr aufhalten. Es gibt auch Fehlgeburten, die lange unbeachtet bleiben. Das Kind oder besser der Embryo, wie man die Kinder in dieser Zeit nennt, stirbt, ohne dass es zu

Blutungen kommt. Dann muss die Schwangerschaft mit einer Ausschabung (Kürretage) beendet werden, da ein Verbleiben der Schwangerschaftsreste in der Gebärmutter zu Infektionen, langanhaltenden Blutungen oder bösartigen Wucherungen des Plazentagewebes führen könnte.

Welche Bedeutung haben die Ultraschalluntersuchungen in dieser Zeit?

Feststellung der Schwangerschaft. Die erste Ultraschalluntersuchung findet bei Feststellung der Schwangerschaft statt. Sie wird mit einer speziellen Ultraschallsonde durch die Scheide durchgeführt. Es wird zunächst überprüft, ob der Embryo sich auch wirklich in der Gebärmutter eingenistet hat und nicht im Eileiter. Eine Eileiterschwangerschaft (extrauterine Schwangerschaft) kann zu einer lebensbedrohlichen Situation für die Frau führen und muss sofort beendet werden. Eine Eileiterschwangerschaft geht oft mit Unterleibsbeschwerden einher, kann aber auch völlig symptomlos sein. Zudem wird nach den Herztönen des Embryos geschaut. Wenn keine Blutungen auftreten, überzeugt man sich in der Regel nur einmal vom Vorhandensein von Herztönen. Bei Diabetikerinnen kann es wegen des Risikos für eine Fehlgeburt nicht schaden, im Abstand von 3 Wochen nochmals nachzuschauen, ob die Schwangerschaft intakt ist.

Bei der 1. Ultraschalluntersuchung wird geprüft, ob sich der Embryo wirklich in der Gebärmutter eingenistet hat.

Festlegung des Entbindungstermins. Durch Messung der Scheitel-Steiß-Länge des Embryos lässt sich das Schwangerschaftsalter bestimmen. Nicht immer ist die Schwangerschaft in dem Zyklus entstanden, in dem die Monatsblutung zum ersten Mal ausgeblieben ist. Es kann auch bei bereits bestehender Schwangerschaft zu leichten Blutungen kommen, die als Monatsblutung fehlinterpretiert werden. Bei Frauen mit unregelmäßigem Zyklus und spätem Eisprung kann der Embryo jünger sein als angenommen. Eine Verschiebung des nach der letzten Regel errechneten Entbindungstermins auf Grund von Ultraschallmessungen ist jedoch nur bis 20 Schwangerschaftswochen erlaubt. Alle späteren Abweichungen vom erwarteten Wachstum müssen als verändertes Wachstumsverhalten des Kindes interpretiert werden und bedürfen besonderer Beachtung. Da die Kinder von Diabetikerinnen sowohl zu vermindertem als auch verstärktem Wachstum neigen, je nach Schwere des Diabetes und Qualität der Stoffwechseleinstellung, sollten Sie darauf achten, dass bei mindestens zwei Ultraschalluntersuchungen im ersten Schwangerschaftsdrittel die Länge des Embryos gemessen wird. Wenn das Schwangerschaftsalter durch frühen Ultraschall bestätigt oder festgelegt wurde, lässt sich später zuverlässiger sagen, ob das Kind wirklich zu groß ist oder eher ein paar Wochen älter. Das erspart Ihnen viele unnötige Sorgen.

Was kann man schon alles sehen? Wenn der Embryo gegen Ende des ersten Schwangerschaftsdrittels etwas größer geworden ist, lassen sich die äußeren Konturen wie Kopf, Körper und Beine schon recht gut beurteilen. Der gesamte Körper passt noch auf ein Ultraschallbild, während wir uns später mit Detailaufnahmen zufrieden geben müssen. Mit 12–14 Schwangerschaftswochen wird die Messung der Nackenfalte durchgeführt. Das ist eine recht neue Methode, die einen Hinweis gibt, ob das Kind eventuell eine Veränderung in der Erbgutanlage hat. Durch diese Untersuchung lassen sich 80 von 100 Kindern mit Trisomie 21 entdecken. Trisomie 21 heißt, dass das Chromosom 21 dreimal vorhanden ist. Das führt zu vielfältigen Entwicklungsstörungen der Kinder, die man als »Down-Syndrom« oder früher als »Mongolismus« bezeichnet. Durch eine weitergehende sogenannte pränatale Diagnostik, d. h. Diagnostik vor der Geburt, kann ein Verdacht bestätigt oder ausgeräumt werden. Im ersten Schwangerschaftsdrittel ist dies zuverlässig nur durch eine Chorionzottenbiopsie möglich. Dazu wird entweder durch die Scheide oder durch die Bauchdecke etwas Material aus der Plazenta, dem Mutterkuchen, entnommen und darin die Anzahl und Form der Chromosomen, den Trägern der Erbinformation, untersucht. Durch die Chorionzottenbiopsie kann es zur Fehlgeburt kommen. Das Risiko für eine Fehlgeburt liegt bei 0,5–1,0 % und steigt, wenn der Eingriff schon sehr früh durchgeführt wird. Die Chorionzottenbiopsie hat gegenüber der Fruchtwasseruntersuchung, die erst später in der Schwan-

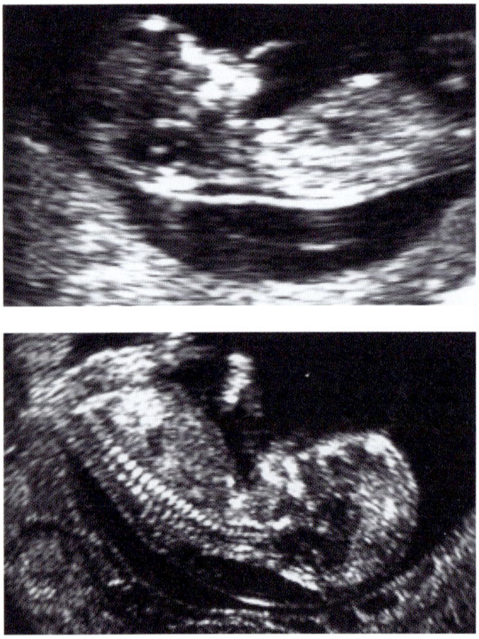

Messung der Nackenfalte mit 12 Schwangerschaftswochen; oben: Normalbefund mit 1,5 cm; unten: Distanz mit 4,8 cm verbreitert

gerschaft möglich ist, den Vorteil, dass das Ergebnis schon nach wenigen Tagen vorliegt.

Das zweite Schwangerschaftsdrittel

Ab dem 4. Schwangerschaftsmonat können Sie ein wenig aufatmen. Ihr Baby hat nun die besten Voraussetzungen für seine Weiterentwicklung, die körperliche Entwicklung ist im Wesentlichen abgeschlossen. Auch Sie werden sich wieder wohler fühlen, da Schwangerschaftsübelkeit und -erbrechen bei den meisten Frauen nun vorbei sind.

Im 2. Drittel Ihrer Schwangerschaft können Sie aufatmen: die kritische Phase haben Sie hinter sich.

Stoffwechseleinstellung im 2. Schwangerschaftsdrittel

Während der Schwangerschaft verändert sich die Insulinempfindlichkeit erheblich. Die Insulinwirkung wird abgeschwächt. Dies ist bedingt durch die Schwangerschaftshormone. Sie werden vom Mutterkuchen (Plazenta), dem Ernährungsorgan für das Kind, ab 20 Schwangerschaftswochen gebildet und steigen bis wenige Wochen vor der Geburt ständig an. Bei Frauen ohne Diabetes mellitus wird deshalb die täglich ausgeschüttete Insulinmenge automatisch um das Zwei- bis Dreifache bis zum Ende der Schwangerschaft gesteigert. Diesen Anstieg des Insulinbedarfs bemerken Sie an ständig nach oben kletternden Blutzuckerwerten und der Notwendigkeit, kurzfristig die Insulindosis zu steigern. Manchmal müssen die Insulineinheiten jeden Tag neu angepasst werden.

Ungewöhnlich mag es Ihnen erscheinen, dass die gut liegenden Nüchtern-Blutzuckerwerte nun häufiger als sonst ansteigen. Es kommt also nicht nur eine Insulin-Unempfindlichkeit nach den Mahlzeiten, sondern auch in der Nacht zum Vorschein. Die erhöhten Nüchtern-Blutzuckerwerte erklären sich durch die gesteigerte Zuckerproduktion der Leber. Die Leber setzt ihren Speicherzucker während der zweiten Nachthälfte – unabhängig vom Bedarf – in erhöhtem Maße frei. Sie müssen deshalb auch trainiert werden, selbstständig und flexibel das Basisinsulin während der Nacht anzupassen.

Sanfte Hilfe bei Beschwerden

Fragen Sie jetzt Ihre Hebamme, ob sie auch außerhalb der Vorsorge Kurse wie Schwangerenschwimmen oder -gymnastik und Geburtsvorbereitungskurse anbietet. Denn jetzt ist der richtige Zeitpunkt, sich dafür anzumelden. Beleghebammen bieten eine ganzheitliche Betreuung an, das heißt, in der Schwangerschaft, der Geburt und im Wochenbett. Um eine individuelle Betreuung zu gewährleisten, ist die Anzahl der Frauen, die von der Hebamme angenommen werden können, verständlicherweise beschränkt, deshalb ist es wichtig, sich rechtzeitig darum zu kümmern.

Blasenentzündung

Durch die vermehrten Wassereinlagerungen und das erhöhte Blutvolumen im Körper haben die Nieren entsprechend mehr zu arbeiten, dadurch wird das ganze Harnsystem empfindlicher für Entzündungen. Zudem kommt es durch die Hormone zur Dilatation (Weitstellung) der Harnleiter, wodurch Keime leichter aufsteigen können. Vorbeugende Maßnahmen sind:

- Baumwollunterwäsche, um einen Wärmestau, und somit einen idealen Nährboden für Bakterien zu vermeiden;
- viel trinken, und die Blase bei Harndrang immer gleich entleeren;
- Vitamin C hilft, den Urin sauer zu machen, und hemmt somit das Bakterienwachstum;
- Brennnesseltee stärkt die Nieren;
- Schaumbäder, Badeöle und Intimwaschlotionen vermeiden, denn sie verändern das natürliche Säure-Basen-Gleichgewicht;
- wischen Sie sich nach jedem Toilettengang von vorne nach hinten ab, und gehen Sie nach jedem Geschlechtsverkehr auf die Toilette, um zu vermeiden, dass Bakterien auf die Blase übertragen werden.

Zur Behandlung eignet sich in der Schwangerschaft Bärentraubenblättertee (30 g Bärentraubenblätter mit 1 Liter kochendem Wasser übergießen und 8 Std ziehenlassen. Am 1. und 2. Tag jeweils alle 12 Std. eine Tasse davon trinken. Bei einer starken Entzündung alle 4 Stunden eine Tasse trinken und die Behandlung mindestens 3 Tage fortsetzen, auch wenn die Symptome verschwunden sind. Nicht länger als 10 Tage einnehmen.

Pilzinfektionen

Durch das veränderte Scheidenmilieu in der Schwangerschaft treten Pilzinfektionen leider sehr häufig auf. Ursachen sind oft zuckerreiche Ernährung, Stress, Anämie oder eine antibiotische Behandlung. Vorbeugende Maßnahmen entsprechen der einer Blasenentzündung. Erste Hilfe bei beginnendem Juckreiz sind:

- nach jedem Toilettengang mit lauwarmen Essigwasser spülen (1–2 Essl. Essigessenz auf 0,5–1 Liter Wasser),

- Sitzbad mit 5 Tr. Pilztinktur (eine Mischung aus Lavendel extra, Teebaumöl und Rose) und Totem-Meer-Salz.

Schwangerschaftsstreifen

Schwangerschaftsstreifen entstehen durch die Überdehnung der unteren Hautschichten und lassen sich nicht immer vermeiden. Gegen Ende der Schwangerschaft sind sie bläulich/dunkelrot, im Wochenbett verblassen sie und werden silberfarben.

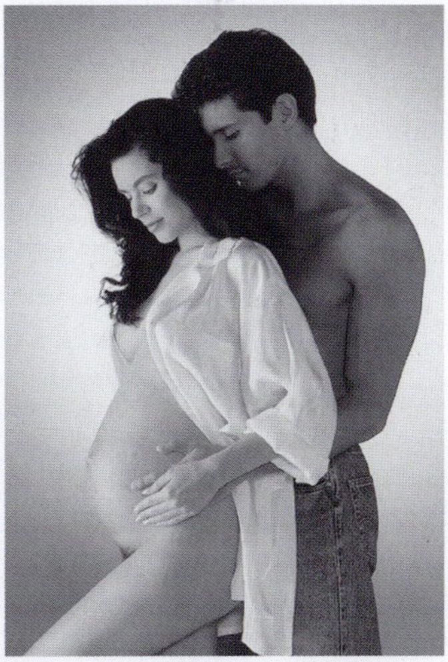

Durch eine tägliche sanfte Massage der Haut mit einem Vitamin-E-haltigen Öl kann man der Haut zusätzliche Nährstoffe zuführen.

Sexualität in der Schwangerschaft

Auch körperliche Liebe ist wichtig für Ihr Wohlbefinden in der Schwangerschaft, vor allem wo Ihr Körper soviele Veränderungen erfährt. Ob es zum Geschlechtsverkehr kommt oder nicht, es gibt viele Ausdrucksmöglichkeiten, wie Schulter- oder Rückenmassage, liebevolle Berührungen als Ausdruck einer gefühlvollen Beziehung. Egal, welche Haltung sie bevorzugen, ob Ihr Partner oben liegt, ohne Ihren wachsenden Bauch zu belasten, oder ob sie oben liegen, oder beide entspannt auf der Seite, selbst wenn Sie keinen Verkehr mehr wollen, wichtig ist zu wissen, dass Sie miteinander Spaß haben können, ohne befürchten zu müssen, dass es dem Baby schaden könnte.

Vorsicht ist nur bei Frühgeburtsbestrebungen geboten, da Prostaglandine (die in der Samenflüssigkeit enthalten sind) vorzeitige Wehen auslösen können.

Geburtshilfliche Aspekte – welche Untersuchungen sind besonders wichtig für Diabetikerinnen?

Auch im zweiten Schwangerschaftsdrittel kommen zu den Routineuntersuchungen, die jeder Schwangeren angeboten werden, zusätzliche Untersuchungen, die für Sie als Diabetikerinnen besonders wichtig sind, dazu.

Kontrolle von Blutdruck und Eiweißausscheidung im Urin

Achten Sie vor allem ab der 20. Schwangerschaftswoche auf Ihren Blutdruck.

Blutdruck- und Urinkontrollen gehören zu jeder Vorsorgeuntersuchung. Während der Schwangerschaft kann es zum Anstieg der Blutdruckwerte kommen. Von erhöhten Blutdruckwerten spricht man, wenn der erste (= systolische) Wert 140 mmHg und der zweite (= diastolische) Wert 90 mmHg überschreitet. Ein schwangerschaftsbedingter Bluthochdruck tritt erst nach 20 Schwangerschaftswochen auf, sonst spricht man von chronischem Bluthochdruck. Man geht heute davon aus, dass die Ursache von Bluthochdruck in der Schwangerschaft in einer unzureichenden Ausbildung von Blutgefäßen in der Plazenta liegt. Eine regelrechte Anzahl und Weite dieser Blutgefäße ist jedoch für die Versorgung des Kindes sehr wichtig, da über diese von der Mutter Nährstoffe und Sauerstoff kommen. Der Körper versucht über eine vermehrte Ausschüttung von gefäßverengenden Hormonen aus der Nebenniere den Blutdruck der Mutter und damit die Durchblutung der vorhandenen Blutgefäße zu steigern, um die Versorgung des Kindes zu verbessern. Begünstigend für die Entstehung von Bluthochdruck sind vorbestehende Veränderungen der Gefäßwände. In der Schwangerschaft werden die Blutgefäße, die die Gebärmutter versorgen, maximal weit gestellt, damit die Plazenta möglichst gut durchblutet wird. Bereits eine geringe Einschränkung der Dehnbarkeit der Gefäßwand, wie sie oft mit Diabetes einhergeht, kann dem im Wege stehen und kompensatorisch zur Blutdruckerhöhung bei der Mutter führen. Deshalb ist es so wichtig, dass der Blutdruck bei Ihnen regelmäßig kontrolliert wird. Falls Sie schon einmal bei einem Kindergeburtstag Luftballons aufgeblasen haben, ist Ihnen sicherlich aufgefallen, dass Sie viel mehr Luftdruck gebraucht haben, um die schmalen, länglichen Figurenballons mit dickerer Gummiwand aufzublasen als die dünneren normalen runden Ballons.

Kommt zum Bluthochdruck noch eine Eiweißausscheidung von über 0,3 g in 24 Stunden dazu, spricht man von Präeklampsie. Früher nannte man das Gestose oder Schwangerschaftsvergiftung. Das ist zwar ein sehr drastischer Ausdruck, aber es spiegelt den Ernst der Lage wieder. In einigen Studien konnte nachgewiesen werden, dass die Einnahme von 100 mg Aspirin pro Tag ab Feststellung der Schwangerschaft die Häufigkeit von Präeklampsie bei Frauen mit besonderem Risiko vermindert. Die Menge entspricht einem Zehntel einer Kopfschmerztablette. Aspirin hat neben der schmerzstillenden Wirkung auch einen hemmenden Effekt auf die Blutgerinnung. Dadurch wird das Blut dünnflüssiger und die Durchblutung verbessert. Menschen, die einen Herzinfakt gehabt haben, nehmen Aspirin, damit die Herzkranzgefäße besser durchblutet sind. Wie so oft in der Medizin, dauert es eine Weile bis sich neuere Therapiekonzepte durchgesetzt haben. Zudem gibt es über die Wirksamkeit von Aspirin in der Schwangerschaft auch widersprüchliche Aussagen. Da jedoch praktisch keine Nebenwirkungen auftreten, sollten Sie die Chance, eine Präeklampie eventuell zu verhindern, nützen. Da das Blut durch Aspirin dünnflüssiger wird, kann die Blutungszeit leicht verlängert sein. Deshalb ist zu erwägen, Aspirin mit 37 Schwangerschaftswochen abzusetzen, damit es nach der Entbindung oder bei einem Kaiserschnitt nicht zu einer verstärkten Blutung kommt.

Bluthochdruck mit Eiweißausscheidung im Urin bezeichnet man als Präeklampsie, eine ernst zu nehmende Erkrankung in der Schwangerschaft.

Welche Bedeutung haben Infektionen und wie erkennt man sie?

Unentdeckte Harnwegsinfekte und Infektionen in der Scheide sind eine häufige Ursache für einen vorzeitigen Blasensprung und eine Frühgeburt bzw. Fehlgeburt. Es kommt zum Aufsteigen der Keime und zur Infektion der Eihöhle. Wie Sie wissen, haben Diabetikerinnen insbesondere bei schwieriger Stoffwechseleinstellung auch außerhalb der Schwangerschaft eine Neigung zu Infektionen. Umso wichtiger ist es, bei Frauen mit Diabetes in der Schwangerschaft durch sorgfältige und regelmäßige Untersuchungen, Infektionen frühzeitig zu erkennen. Routinegemäß werden bei jeder Schwangeren bereits im ersten Schwangerschaftsdrittel Chlamydien-Antikörper bestimmt. Zudem wird bei jeder Vorsorgeuntersuchung im Urin mit Hilfe eines Teststreifens (Urinstix) nach Hinweiszeichen auf eine Harnwegsinfektion geschaut. Bei Schwangeren mit Risiko für Infek-

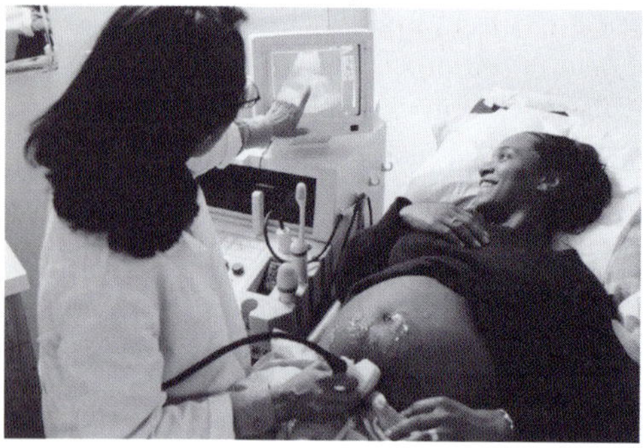

tionen ist es ratsam, auch einen geringfügigen Verdacht durch eine Bestimmung von Bakterien im Urin abklären zu lassen. Infektionen in der Scheide lassen sich durch einen Abstrich mit einem sterilen Wattestäbchen vom Muttermund und anschließender Bakterienkultur erkennen. Das sollte ungefähr alle 2 Monate gemacht werden.

Ultraschall – Organschall und Wachstumskontrolle

Zeit für den Organschall. Endlich ist es soweit! Das Kind ist groß genug, um ganz genau unter die Lupe genommen zu werden. Mit 20 Schwangerschaftswochen wird der sogenannte Organultraschall gemacht. Das heißt, dass nicht nur die äußeren Strukturen, wie Arme, Beine, Kopf und eventuell auch schon Magen und Harnblase, betrachtet werden, sondern auch kleinste Details bis zum kleinen Zeh. Das Gesicht wird von vorne und im Profil begutachtet. Wenn das Kind uns den Gefallen tut und sich in der richtigen Lage präsentiert, gibt es die ersten schönen Bilder für das Familienalbum. Im Herzen werden jetzt nicht nur die 4 Herzkammern, sondern auch die Herzklappen und der Fluss des Blutes durch das Herz farbig dargestellt. Es ist beeindruckend zu sehen, wieviel Dynamik in so einem kleinen Herzen besteht. Sie erinnern sich sicherlich, dass Fehlbildungen am Herz besonders häufig vorkommen. Deshalb wird auf die Untersuchung des Herzens bei Diabetikerinnen besonders viel Zeit verwendet. Die Wirbelsäule wird Wirbel für Wirbel verfolgt, die inneren Organe betrachtet und nicht zuletzt Finger und Zehen gezählt. Oftmals sieht man auch schon das Geschlecht des Kindes. Insgesamt werden bei etwa bei 5,3 % aller Kinder angeborene Fehlbildungen gesehen, davon sind 2 % als schwerwiegend anzusehen. Je nach Blutzuckereinstellung ist der Prozentsatz bei

Vierkammerblick des Herzens

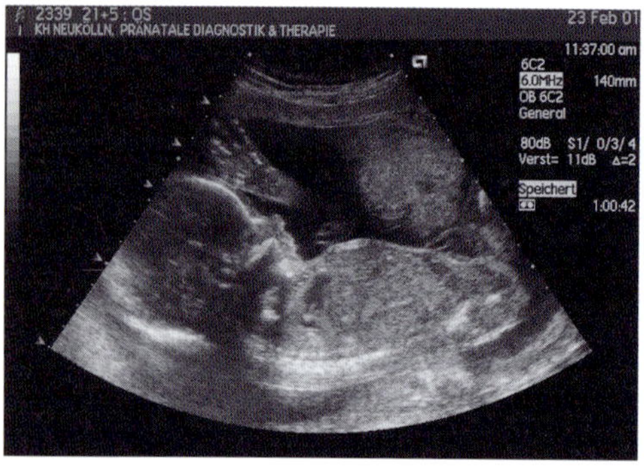

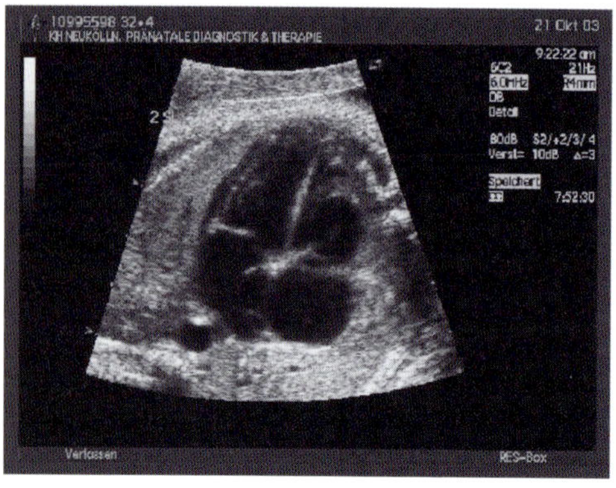

Diabetikerinnen höher. Viele der Variationen der Entwicklung, die man »Fehlbildungen« nennt, weil sie zum Beispiel weniger funktionsfähig sind, lassen sich nach der Geburt durch eine Operation beheben. Es ist auf jeden Fall hilfreich, vor der Geburt davon zu wissen, damit Vorsichtsmaßnahmen getroffen werden können. 65 % der Fehlbildungen lassen sich durch Ultraschall erkennen, bei Durchführung der Untersuchung von einem Arzt/in mit besonderer Zusatzqualifikation, die als DEGUM II bezeichnet und von der Deutschen Gesellschaft für Ultraschall in der Medizin (DEGUM) bestätigt werden muss, erhöht sich der Prozentsatz auf 80 %. Die wenigsten Gynäkologen verfügen über diese Zusatzqualifikation, so dass Ihr Frauenarzt/in Sie in den meisten Fällen an einen Kollegen/in überweisen wird. Darauf sollten Sie unbedingt achten.

Ist das Kind gut gewachsen? Beim Organschall wird natürlich auch das Wachstum des Kindes betrachtet. Entscheidend ist nicht so sehr die Länge. Das Kind ist eh schon zu groß, um es insgesamt messen zu können. Es gibt drei Maße, die während der gesamten Schwangerschaft zur Beurteilung des Wachstum herangezogen werden: der Querdurchmesser des Kopfes auf Höhe der Schläfen, der Bauchumfang und die Länge des Oberschenkelknochens. Für alle Maße gibt es Wachstumskurven, die aus den Messungen von vielen tausend Kindern entstanden sind. Da die Diskussion um das Wachstumsverhalten Ihres Kindes – zu groß – zu klein – normal – Sie die ganze Schwangerschaft begleiten wird, ist es hilfreich, wenn Sie verstehen, auf welcher Grundlage Wachstum beurteilt wird. Wachstumskurven sind in so genannte Perzentilen für jede Schwangerschaftswoche unterteilt. Wenn zum Beispiele die 90. Perzentile des Bauchumfangs mit 24 Schwangerschaftswochen bei 21,3 cm liegt, heißt das, dass 90 % der Kinder einen Messwert hatten, der unter 21,3 cm lag. Eine 10. Perzentile bei 18,1 cm heißt, dass nur 10 % der Kinder einen Wert

Ultraschalluntersuchungen; oben: Wachstum des Kindes innerhalb des Normalbereichs; unten: Wachstum oberhalb des Normbereichs

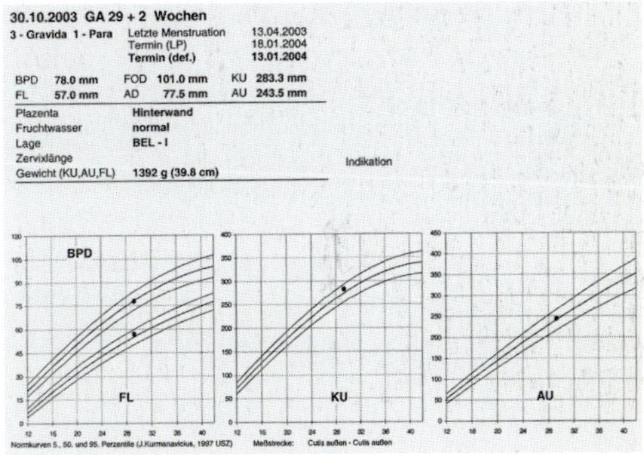

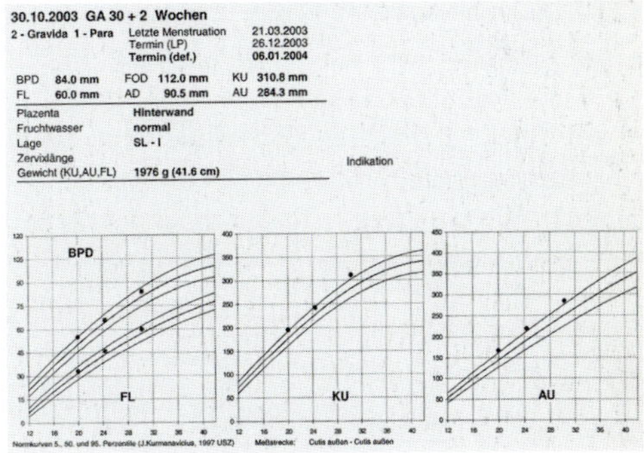

darunter hatten. Die Wachstumskurven, die Sie in Ihrem Mutterpass finden, werden von zwei Strichen begrenzt: dem oberen = 90. Perzentile und dem unteren = 10. Perzentile. Alle Messungen, die dazwischen liegen, sind »normal«, das heißt sie entsprechen den Werten von 80 % der Kinder. Diese Kinder repräsentieren eine bunte Mischung von Kindern verschiedener kultureller Herkunft und von großen, kleinen, dicken oder dünnen Eltern. Wir wissen, dass Größe und Gewicht beider Elternteile, besonders der Mutter, das Wachstum der Kinder beeinflussen. Das sollte immer mitbedacht werden. Als Orientierung sind Wachstumskurven jedoch sehr hilfreich.

Ist Diabetes ein Grund für eine Fruchtwasseruntersuchung?

Diese Frage kann man sicher mit »Nein« beantworten. Diabetes hat, egal mit guter oder schlechter Blutzuckereinstellung zum Zeitpunkt der Empfängnis, keinen Einfluss auf die Entstehung von genetischen Störungen, das heißt die Struktur oder Anzahl der Chromosomen. Als pränatale Diagnostik hat der Organschall für Diabetikerinnen die größere Bedeutung. Unabhängig von Ihrem Diabetes gibt es verschiedene Gründe, warum eine Fruchtwasseruntersuchung (Amniozentese) sinnvoll sein kann. Im Vordergrund steht sicherlich das Alter der Mutter, da mit steigendem Alter das Risiko für genetische Störungen beim Kind steigt. Es gibt Tabellen, aus denen sich Ihr Altersrisiko ablesen lässt. Die Risikoangabe bezieht sich auf eine Trisomie 21 (Down-Syndrom), da sie am häufigsten ist. Ein Risiko von 1:125 bedeutet, dass eine von 125 Müttern Ihrer Altersstufe ein Kind mit Down-Syndrom bekommt. Durch Einbeziehung der Messung der Nackenfalte im ersten Schwangerschaftsdrittel, dem Ergebnis des Organschalls und eventuell zusätzlichen Bestimmungen von Hormonen im mütterlichen Blut, lässt sich Ihr individuelles Risiko genauer berechnen. Sind alle Untersuchungen normal, ist es möglich, dass sich Ihr »Altersrisiko« soweit reduziert, dass eine Fruchtwasseruntersuchung nicht mehr sinnvoll erscheint. Das Risiko, das Kind durch eine Fehlgeburt nach dem Eingriff zu verlieren, wäre größer als das Risiko, dass das Kind mit Down-Syndrom geboren wird. Das Risiko für eine Fehlgeburt im Zusammenhang mit einer Amniozentese wird mit 0,5–1,0 % angegeben, wenn der Eingriff nicht vor 14 Schwangerschaftswochen durchgeführt wird. Jedoch bei allen Zahlenspielen entscheiden letztlich Sie und Ihr Partner über Ihr Sicherheitsbedürfnis. Vergessen Sie jedoch nicht, dass nur ein geringer Prozentsatz der Entwicklungsstörungen oder Behinderungen durch genetische Veränderungen, die sich im Fruchtwasser erkennen lassen, bedingt ist. Es gibt keine Garantie für ein gesundes Kind.

Dopplersonographie bei der Mutter – was sind eigentlich Notches?

Nicht nur beim Kind, auch bei der Mutter bringt uns der Ultraschall wertvolle Informationen. Durch Dopplersonographie lassen sich die Flussmuster des Blutes in den Blutgefäßen darstellen. Die Strömungsgeschwindigkeit im Körper ist von den Herzzyklen abhängig: in der ersten Phase des Herzzyklus, wenn das Blut aus dem Herzen in den Kreislauf gepumpt wird (Systole) fließt es schneller und in der zweiten, wenn das Herz sich wieder füllt (Diastole), langsamer. Die Geschwindigkeit wird zudem von der Dehnbarkeit der Blutgefäße beeinflusst. Parallel zum Organschall beim Kind wird die Durchblutung der mütterlichen Gefäße, die die Gebärmutter mit Blut versorgen, gemessen (A. uterina). Normalerweise sieht man bei der Flusskurve zwei Höcker, zuerst einen hohen bei der Systole, dann einen niedrigeren bei der Diastole. Wenn zwischen den beiden Höckern eine Kerbe zu sehen ist, spricht man von einem Notch.

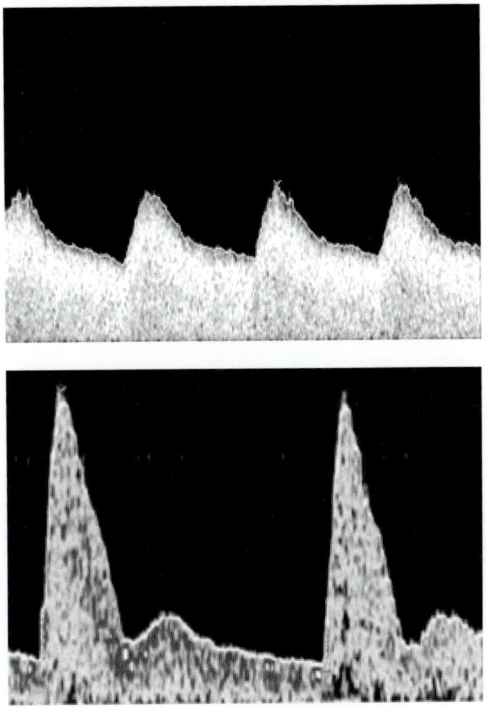

Doppler-Sonografie der mütterlichen Arteria uterina; oben: Normalbefund; unten: Notch

Viele Studien haben gezeigt, dass bei Frauen mit einem Notch, der nach 24 Schwangerschaftswochen noch nachweisbar ist, häufiger im späteren Verlauf der Schwangerschaft eine Präeklampsie auftritt. Das gilt besonders, wenn der Notch in der rechten und linken A. uterina auftritt. Deshalb wird empfohlen, bei diesen Frauen besonders sorgfältig auf den Blutdruck und die Ausscheidung von Eiweiß im Urin zu achten. Durch Einnahme von 100 mg Aspirin pro Tag konnte in einigen Studien die Häufigkeit von Präeklampsie bei Frauen mit Notches deutlich verringert werden.

Sanfte Hilfen bei Beschwerden

Oft werden Schwangere im dritten Schwangerschaftsdrittel von Wadenkrämpfen, Wassereinlagerungen oder starken Rückenschmerzen geplagt. Manchmal helfen schon einfache Hausrezepte, damit es Ihnen besser geht.

Wadenkrämpfe

Wadenkrämpfe sind ein schlafraubendes Problem, die Ursache liegt häufig in einem Kalzium- und Magnesiummangel, schlechter Durchblutung oder zu wenig Salz. Ganz schnell hilft erst mal:

- mit der ganzen Fußsohle und gestrecktem Bein auftreten;
- Streck- und Dehnübungen mit den Zehen;
- feuchte warme Umschläge (wie bei Wadenwickel).

Vorbeugende Maßnahmen sind:
- viel Bewegung,
- schwimmen,
- darauf achten, dass Ihr Essen viel Kalzium und Magnesium enthält; Lieferanten sind Fisch, Milchprodukte, Bananen, Aprikosen, dunkles Blattgemüse.

Krampfadern (Varizen), Hämorrhoiden

Das erhöhte Blutvolumen belastet die Venen. Der erhöhte Progesteronspiegel wirkt entspannend auf die glatte Muskulatur der Blutgefäße und erschwert den venösen Rückfluss. Beides verstärkt die Neigung zu Varizen oder Hämorrhoiden. Das sollten Sie beachten:

- vermeiden Sie zu langes Stehen oder Sitzen;
- sorgen Sie für eine regelmäßige Verdauung;
- vermeiden Sie starkes Pressen beim Stuhlgang;
- tragen Sie keine hochhackigen Schuhe;
- nehmen Sie kein scharfes Essen zu sich, das verstärkt Stauungen in den betroffenen Venen;
- im Sommer sollten sie direkte Sonneneinstrahlung vermeiden;
- trinken Sie Brennnesseltee, er hat eine allgemein aufbauende Wirkung, hilft die Arterien elastisch zu halten und verbessert die Spannkraft der Venen.

Behandlung bei Hämorrhoiden:
- Natron auftragen, stillt den Juckreiz (kann leichtes Brennen verursachen),
- Hamamelis-Salbe oder Beinwellsalbe,
- Sitzbäder mit Eichenrinde,

Behandlung bei Varizen:
- Hochlegen der Beine, nachts das Bettende hochstellen,
- Schwimmen und zügiges Gehen,
- Stützstrümpfe,
- täglich 5 Minuten Beinmassage,
- Einreibung mit Ringelblumensalbe oder Gel mit Rosskastanienextrakt,
- Krampfaderöl nach Stadelmann (bei einer beginnenden Entzündung hilft Krampfaderöl mit kühlem Quark oder Retterspitz äußerlich).

Ödeme (Wassereinlagerungen)

Ödeme spiegeln häufig zuviel Stress im Alltag wieder! Zu langes Stehen oder Sitzen und heißes Wetter können die Beschwerden noch verschlimmern. Häufig hilft schon Bettruhe, bzw. das Hochlegen der Beine, um einen besseren Rückfluss in den Venen zu gewährleisten.

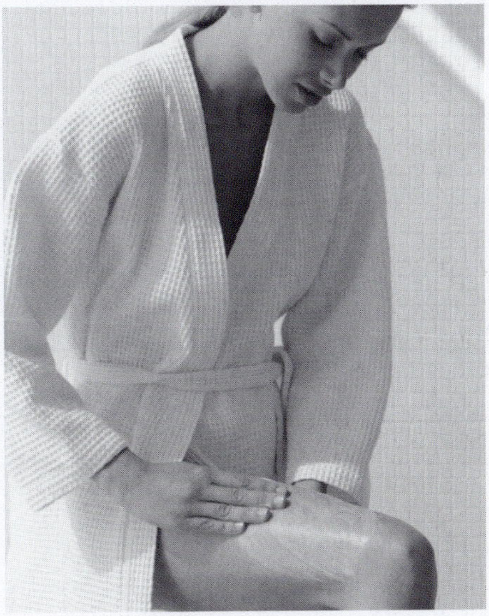

Das Tragen von Stützstrümpfen reduziert den Druck in den Venen, und somit das Einlagern von Wasser im umliegenden Gewebe. Der Außendruck durch die Strümpfe wirkt dem Innendruck entgegen.

Rückenschmerzen

Rückenschmerzen treten vor allem gegen Ende der Schwangerschaft sehr häufig im Bereich der Lendenwirbelsäule auf, da dort die Belastung, ausgelöst durch das vermehrte Gewicht, das Sie jetzt tragen, am stärksten ist. Hierzu gibt es ein paar leichte Übungen, die die Schmerzen lindern können.

- Versuchen Sie, wenn Sie länger stehen müssen, das Becken leicht nach vorne zu kippen (als würden Sie Ihren Bauch kleiner machen wollen), und achten Sie darauf, dass Ihre Knie nicht nach hinten durchgedrückt sind. So nutzen Sie die Stützfunktion und Kraft Ihrer ganzen Wirbelsäule besser aus. Tragen Sie dabei vor allem auch bequeme Schuhe.
- Gehen Sie in den Vierfüßlerstand und machen Sie beim Einatmen einen ganz großen Katzenbuckel, ziehen Sie alle Wirbel auseinander. Atmen Sie durch den Mund aus (das ist ganz wichtig, weil Sie dadurch mehr Spannung aus dem Körper herauslassen) und machen Sie den Rücken dabei wieder gerade. Achtung, nicht ins Hohlkreuz gehen.

- Legen Sie sich auf den Rücken, jedoch nicht zu lange, damit das Kind nicht auf die Aorta (Hauptschlagader) drückt. Strecken Sie die Arme seitlich weg vom Körper, lassen Sie beide Beine auf die eine Seite fallen und richten Sie Ihren Blick in die entgegengesetzte Richtung. Durch das Verdrehen der Wirbelsäule lockern sich die verspannten Muskeln und Gelenke.
- Legen Sie sich auf den Rücken, lassen Sie ein Bein ausgestreckt, winkeln Sie das andere Bein an und ziehen Sie es dann neben dem Bauch hoch, so drücken sie Ihre Wirbelsäule nach hinten bzw. in Richtung Unterlage durch. Das tut gut!
- Wärme tut immer gut, ein wohltuendes, entspannendes Bad am Abend ist nicht nur für den Rücken gut, sondern für Ihren ganzen Körper. Wenn es schon wieder schnell gehen muss, hilft auch eine Wärmflasche.
- Eine warme Hand vom Partner hilft, in die Verspannung reinzuatmen. Noch besser ist natürlich gleich eine liebevolle Massage mit einem gut riechenden Öl.
- Gehen Sie schwimmen, so oft sie können. Viele Hebammen bieten auch Schwangerenschwimmen und Aquabalancing an.

Wiederholen Sie die Übungen ein paar Mal, am besten am Abend, um die Verspannungen nicht mit ins Bett zu nehmen.

Falls die Schmerzen gar nicht gelindert werden können, sollten Sie ärztliche Hilfe in Anspruch nehmen oder zur Krankengymnastik gehen.

Das dritte und letzte Schwangerschaftsdrittel

In den letzten drei Monaten Ihrer Schwangerschaft heißt es: entspannen, das Baby noch ein bisschen wachsen lassen und sich auf die Zeit mit dem Kind vorbereiten.

Stoffwechseleinstellung im 3. Schwangerschaftsdrittel

Im 3. Schwangerschaftsdrittel haben Sie stabile, sehr gute Blutzuckerwerte.

Während wir zu Anfang der Schwangerschaft den Blutzucker-Stoffwechsel mit einer Ruderbootfahrt verglichen haben, wird im letzten Drittel der Schwangerschaft das Fortbewegungsmittel gewechselt. Nun befinden Sie sich in einem Ozeanriesen, einem Kreuzfahrtschiff mit Stabilisatoren. Unbeeindruckt von Wind und Wellengang und mit nur wenig Auf und Ab wälzen Sie sich durch die noch bevorstehenden, wenigen Wochen bis zur Geburt.

Wenn Sie zu Beginn der Schwangerschaft vielleicht noch 30 bis 40 Einheiten Insulin am Tag brauchten und ständig in Gefahr waren, in einen Unterzucker abzutauchen, haben Sie jetzt stabile, hervorragende Blutzuckerwerte. Und das mit 100, 200 oder vielleicht sogar 300 Einheiten Insulin am Tag. Viele Schwangere sagen, dass sie noch nie einen so guten und so stabilen Blutzuckerverlauf hatten wie in den letzten Wochen der Schwangerschaft. Und tatsächlich ist es für viele Frauen die höhere Schule Ihrer Diabetes-Selbstführung, von der sie sehr viel Positives mit in die Zeit nach der Schwangerschaft hinübernehmen. Vielleicht macht Ihnen diese Aussicht Mut – für die vielen Mühen doch ein wenig belohnt zu werden. Und das, bevor die wichtigste Belohnung – das Kind – auf der Welt ist.

Wenige Tage vor dem errechneten Geburtstermin kann allerdings eine kleine Überraschung auftreten. Der Insulinbedarf sinkt ab, leichte Unterzuckerungen häufen sich, Sie müssen ständig die Insulinmenge vermindern. Dies kann ein Zeichen sein, dass in kürzerer Zeit die Geburt losgeht. Denn am Ende der Schwangerschaft sinken die von der Plazenta gebildeten Hormone in ihren Konzentrationen ab. Die Plazenta hat ihre

Ernährungsaufgabe erfüllt, das Kind soll nun bald das Licht der Welt erblicken und sich an der Brust der Mutter ernähren.

Kommt es plötzlich zu einem drastischen Abfall der benötigten Insulindosis, dann nehmen Sie bald, noch am selben Tag oder am nächsten Vormittag, mit Ihren betreuenden Ärzten Kontakt auf und teilen diese Entwicklung mit. Ihr Diabetologe kann Ihnen vielleicht noch einige Tipps für die Anpassung von Basis- oder Bolusinsulin geben, Ihr Frauenarzt möchte vielleicht das kindliche Wohlbefinden durch ein CTG überprüfen und gibt Ihnen einen Extra-Termin.

Geburtshilfliche Aspekte – was steht in dieser Zeit im Vordergrund?

Im dritten Schwangerschaftsdrittel kommt es vor allem darauf an, zu kontrollieren, ob es Ihrem Kind gut geht, ob es vielleicht zu groß ist, einen Hyperinsulinismus entwickelt oder ob es aufgrund auffälliger Befunde eventuell frühzeitig entbunden werden muss. Deshalb sind regelmäßige, z. T. sogar sehr häufige Untersuchungen in dieser Zeit besonders wichtig.

Kind zu groß – zu klein?

Im 3. Schwangerschaftsdrittel setzt Ihr Kind etwas Fett an.

Im ersten und zweiten Schwangerschaftsdrittel unterscheidet sich das Wachstum der einzelnen Kinder wenig. Das ist die Zeit, in der vornehmlich die knöchernen Anteile des Körpers wachsen. Bei genetischen Störungen oder gelegentlich auch bei schwangeren Diabetikerinnen mit hohen Blutzuckerwerten in der Frühschwangerschaft kann es auch zu einer frühen Verminderung des Wachstums kommen. Wir nennen das Wachstumsretardierung. Mit Beginn des dritten Schwangerschaftsdrittels setzt das Kind allmählich auch etwas Fett an. Bei den Ultraschalluntersuchungen sehen die Gesichter der Kinder nicht mehr ganz so hohlwangig aus. Jetzt beginnt sich auszuwirken, wie ein Kind in der Gebärmutter versorgt wird. Ein Kind, das z. B. wegen Durchblutungsstörungen der Plazenta oder Unterernährung der Mutter eher knapp gehalten wird, hat keine Nährstoffe übrig, um Fettdepots anzulegen. Wie bei Erwachsenen lässt sich der Ernährungszustand am besten am Bauchumfang ablesen. Die Kinder haben im Verhältnis zum Kopf eher einen dünnen Bauch. Außer bei Frauen mit Gefäßkomplikationen sehen wir bei Diabetikerinnen aber eher große Kinder, die einen großen Bauchumfang haben. Das kommt durch die Fettschicht, die die Kinder sich zugelegt haben. Im Ultraschall kann man das Fettgewebe sehr schön als einen dicken hellen Außenrand bei der Messung des Bauchumfangs sehen.

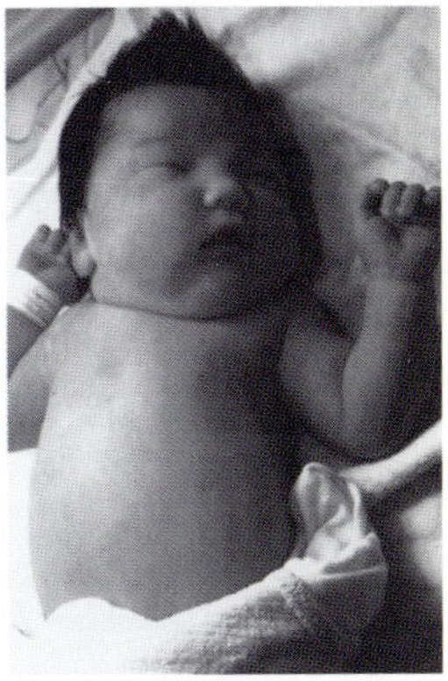

Kind mit einer Diabetes-bedingten Makrosomie

Insgesamt sieht man, dass die Kinder von Diabetikerinnen im gesamten Stammbereich, insbesondere auch den Schultern, wegen des vermehrten Fettgewebes eher kräftig sind. Zu groß gewachsenen Kinder bezeichnet man als makrosom.

Wie kommt es, dass die Kinder so viel Fettgewebe aufbauen können? Damit sind wir beim sogenannten fetalen Hyperinsulinismus.

Was ist fetaler Hyperinsulinismus?

Fetus nennt man das Kind in der Gebärmutter, wenn es älter als 12 Schwangerschaftswochen ist. Hyperinsulinismus heißt: zuviel Insulin im Blut. Wenn das Kind, der Fetus, über die Plazenta von der Mutter viel Glucose angeliefert bekommt, muss die Bauchspeicheldrüse des Kindes viel Insulin produzieren, um den Zucker zu verarbeiten. Beim Kind funktioniert der normale Rückkopplungsmechanismus: je höher der Blutzuckerspiegel, desto höher die Insulinausschüttung der Bauchspeicheldrüse. Insulin ist einer der stärksten Wachstumsfaktoren in der Schwangerschaft. Allerdings betrifft das nur Gewebe, die für die Wirkung des Insulins empfänglich sind, wie das Fettgewebe und z. B. der Herzmuskel, während das Wachstum der Knochen nicht beeinflusst wird. So sieht man bei Kindern von schlecht eingestellten Diabetikerinnen eine Verdickung der Herzscheidewand. Die Höhe der kindlichen Insulinspiegel im Blut kann man indirekt über die Messung des Insulins im Fruchtwasser bestimmen. Der Fetus scheidet Insulin über den Urin ins Fruchtwasser aus. In einigen Kliniken in Österreich und auch Deutschland wurde früher die Höhe des Fruchtwasserinsulins bei der Insulineinstellung mit berücksichtigt. Da Fruchtwasser jedoch nur über eine Amniozentese (= Entnahme von Fruchtwasser aus der Eihöhle) mit entsprechenden Risiken und Ängsten der Frauen gewonnen werden kann, hat sich dieser Weg nicht durchgesetzt. Die Idee, sich bei der Stoffwechseleinstellung in der Schwangerschaft nicht nur nach den mütterlichen Blutzuckerwerten zu richten, sondern das Kind mitzuberücksichtigen, ist jedoch sehr sinnvoll. Da das Wachstum der Kinder im Zusammenhang mit den Insulinspiegeln des Kindes steht, liefert die Messung des kindlichen Bauchumfangs zumindest einen Anhaltspunkt, ob das Kind einen Hyperinsulinismus hat. Hat das Kind einen Bauchumfang über der 90. Perzentile, sollte man sorgfältig überlegen, ob die Stoffwechseleinstellung noch verbessert werden könnte.

Viele Probleme der Kinder von Diabetikerinnen, sowohl in der Gebärmutter als auch nach der Entbindung, lassen sich auf die hohen Blutzucker- und Insulinspiegel der Kinder während der Schwangerschaft zurückführen. Wir gehen später noch genauer darauf ein.

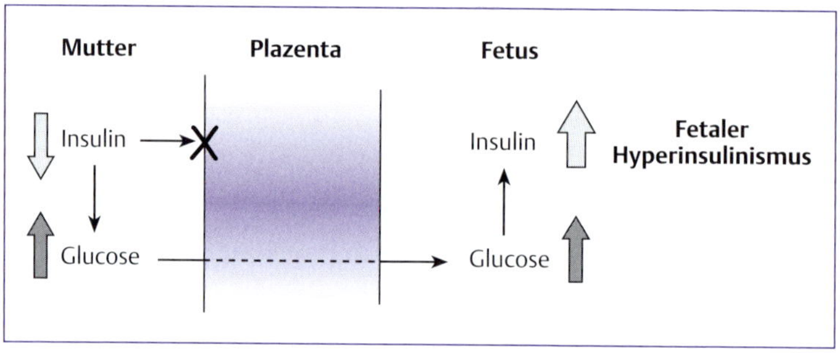

Entstehung des fetalen Hyperinsulinismus

Zuviel Fruchtwasser – wo kommt das her?

Vielleicht haben Sie bei der letzten Ultraschalluntersuchung nicht nur gehört, dass Ihr Kind zu groß ist, sondern auch, dass Sie zuviel Fruchtwasser haben. Fruchtwasser besteht zum größten Teil aus dem Urin des Kindes. Dazu kommt Flüssigkeit, die von den Eihäuten produziert wird. Eine zu große Fruchtwassermenge (Polyhydramnion) kann viele Ursachen haben. Wenn das Kind z. B. eine verschlossene Speiseröhre hat, kann es kein Fruchtwasser schlucken, somit verbleibt mehr in der Eihöhle. Zuwenig Fruchtwasser haben wir, wenn die Nieren des Kindes keinen oder nur wenig Urin produzieren. Häufig lässt sich die Ursache eines Polyhydramnions nicht klären. Bei Schwangeren mit Diabetes kann es zur vermehrten Fruchtwassermenge kommen, wenn die Blutzuckerspiegel hoch sind und das Kind viel Urin ausscheidet. Es ist Ihnen vielleicht selbst aufgefallen, dass Sie häufiger auf Toilette gehen müssen, wenn Ihre Blutzuckerspiegel hoch sind.

Herzton- und Wehenaufzeichnung (CTG)

Die Herztöne des Kindes lassen sich schon früh durch die Bauchdecke mit einem Handdopplergerät hörbar machen. Das sollte zu jeder Schwangerenvorsorge gehören. Die Aufzeichnung von Herztönen gleichzeitig mit der Wehentätigkeit sollte bei Schwangeren mit Diabetes mit 32 Schwangerschaftswochen beginnen. Das nennt man Cardio- (= Herz) toko- (= Wehen) graphie oder kurz CTG. Die Frequenz der kindlichen Herztöne in der Gebärmutter ist viel schneller als bei Erwachsenen und variiert ständig. Dadurch ergibt sich ein unregelmäßiges Muster auf dem CTG. Das soll auch so sein und ist ein Zeichen von Wohlbefinden. Ganz gerade verlaufende Herztonkurven mit wenigen Ausschlägen nach oben und unten, sehr schnelle oder langsame Herztöne und ein Abfall der Herzfrequenz nach einer Wehe machen uns Sorgen. Die Fachgesellschaften empfehlen für Diabetikerinnen von 32 bis 35 Schwangerschaftswochen 2x, dann 3x in der Woche ein CTG durchzuführen. Ja, Sie haben richtig gelesen. Das kostet Sie leider viel Zeit. Die Empfehlung basiert unter anderem auf den Ergebnissen einer Studie aus den USA, die zeigte, dass innerhalb von drei Tagen nach einem unauffälligen CTG kein Kind akut gefährdet war. Es gibt leider immer Ausnahmen von der Regel, aber durch regelmäßige CTGs haben wir zumindest eine Chance, die Kinder zu erkennen, die Warnsignale aussenden.

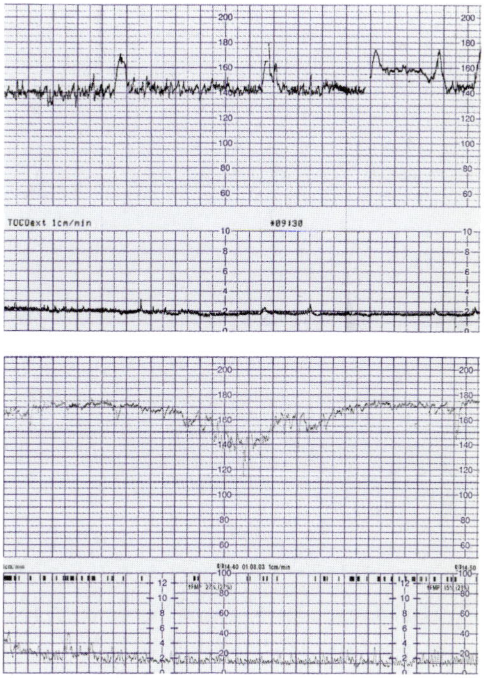

CTG; oben: ein normales CTG mit guter Variation der Herztöne; unten: Herztöne zu schnell, wenig Variation und plötzlicher Abfall der Herzsequenz.

Was sagt uns die Dopplersonographie?

Genau wie bei der dopplersonographischen Untersuchung der mütterlichen Gefäße im zweiten Schwangerschaftsdrittel können wir auch den Blutfluss im Körper des Kindes darstellen und messen. Zuerst wird immer eine der beiden Arterien in der Nabelschnur gemessen (A. umbilicalis). Die führen vom Kind zurück zur Plazenta. Da das kindliche Herz das Blut in die Nabelschnurarterien pumpt, kann man an der Strömungskurve ablesen, ob der kindliche Kreislauf regelrecht funktioniert. Wenn die zweite Kurve eines Herzzyklus sehr niedrig ist oder gar in die entgegengesetzte Richtung verläuft wie die erste große Kurve, kann das ein Zeichen sein, dass es dem Kind nicht gut geht. Das heißt, das Herz pumpt nicht so kraftvoll. Wenn der Doppler in der Nabelschnurarterie auffällig ist, kann man durch die Durchblutungsmessung in der Hauptschlagader (Aorta) des Kindes, der Gefäße in der Leber und im Kopf abschätzen, wie stark das Kind gefährdet ist. Das gibt uns die Möglichkeit, das Kind zu entbinden, bevor sich der Zustand verschlechtert. Oft wählt man dann den schnellen Weg des Kaiserschnitts. Bei Frauen mit Diabetes insbesondere bei Bluthochdruck oder vermindertem Wachstum des Kindes sollte bei jeder Ultraschalluntersuchung eine Doppleruntersuchung durchgeführt werden.

So wichtig sind Kontrollen

Wir wissen, dass die häufigen Kontrolluntersuchungen in der Schwangerschaft neben den dauernden Blutzuckerkontrollen sehr aufwändig und nervig sind, insbesondere wenn noch andere Verpflichtungen wie Arbeit oder Familie bestehen. Vielleicht kann eine aktuelle Geschichte mit gutem Ausgang Sie motivieren: eine Schwangere mit Typ-1-Diabetes seit 2 Jahren geht mit 36 Schwangerschaftswochen am Freitag wie gewohnt zur CTG-Kontrolle zu Ihrem Frauenarzt. Es fällt auf, dass die Herztöne des Kinds viel zu schnell sind. Zum Glück ist der Kollege in der Lage, eine umfassende Doppleruntersuchung beim Kind zu machen. Da sieht man, dass der Kreislauf des Kindes nicht mehr richtig arbeitet. Es erfolgt die sofortige Vorstellung in der Geburtsklinik, in der die Frau auch in der Risikosprechstunde für Diabetikerinnen mitbetreut wird. Dort wird der Befund bestätigt und noch am selben Nachmittag das Kind durch Kaiserschnitt entbunden. Dieser Fall ist gut gegangen und wir waren sehr froh, dass die Frau den CTG-Termin bei Ihrem Frauenarzt wahrgenommen hat. Dem Kind geht es sehr gut. Es konnte nach 5 Tagen mit der Mutter nach Hause kommen.

Vorzeitige Wehen

Vorzeitige Wehen sind ein weit verbreitetes Phänomen in der Schwangerschaft. Bestimmt jede 4. Schwangere muss sich damit auseinandersetzen. Manchmal reicht schon etwas Schonung, im Extremfall lassen sich die Wehen nicht einmal durch Infusionen eines Wehen-hemmenden Medikaments aufhalten.

Nicht selten wird keine Ursache für die Wehen gefunden und nicht jede vorzeitige Wehentätigkeit führt zur Frühgeburt. Eine Übertragung, das heißt Entbindung nach dem errechneten Termin, trotz vorzeitiger Wehen ist keine Seltenheit.

Was kann vorzeitige Wehen auslösen? Was für das zweite Schwangerschaftsdrittel galt, ist jetzt umso wichtiger. Infektionen der Harnwege oder der Scheide, oft unbemerkt, sind die Hauptursache für vorzeitige Wehentätigkeit. Wie bereits angemerkt, ist für Sie eine sorgfältige Kontrolle auf Infektionen besonders wichtig, da bei Diabetes häufiger Infektionen auftreten. Ein weiterer Grund, warum insbesondere Diabetikerinnen vorzeitige Wehen haben können, ist eine Überdehnung der Gebärmutter durch zuviel Fruchtwasser oder ein sehr großes Kind. Häufig haben Wehen in der Schwangerschaft jedoch keinen »medizinischen Grund«, sondern sind Ausdruck einer Überlastung. Das kann körperlicher aber auch seelischer Natur sein. Die Belastungsgrenzen sind individuell sehr unterschiedlich und genauso die Möglichkeiten, sich Entlastung zu verschaffen. Mütter mit kleinen Kindern, die sich schlecht entziehen können, sind besonders häufig betroffen. Wenn Ihr Frauenarzt/in Ihnen bescheinigt, dass die Gefahr einer Frühgeburt besteht, sollten Sie sich nicht scheuen, eine Haushaltshilfe zu beantragen und so einen Teil der Belastung zu delegieren.

Eine sorgfältige Kontrolle auf mögliche Infektionen ist jetzt besonders wichtig.

Therapie von vorzeitiger Wehentätigkeit – was müssen Diabetikerinnen beachten? Am Anfang steht sicherlich die Frage, ob man jede Wehentätigkeit therapieren muss. Bei manchen Frauen ist die Gebärmutter sehr sensibel und die Frauen haben ständig einen harten Bauch. Entscheidend ist, ob die Wehen eine Wirkung auf den Muttermund haben. Das heißt, ob sich der Gebärmutterhals verkürzt hat, weich geworden ist oder der Muttermund sich geöffnet hat. Das überprüft man durch eine Untersuchung mit dem Finger durch die Scheide. Genauer ist jedoch eine Ultraschalluntersuchung durch die Scheide, mit der die Länge des Gebärmutterhalses und insbesondere die Öffnung des inneren Muttermundes beurteilt werden können.

Ist der Gebärmutterhals über 3,5 cm und der innere Muttermund zu, kann Entwarnung geben werden. Dann sind die Wehen nicht muttermundswirksam. Ist jedoch auf Grund der Untersuchung die Gefahr einer Frühgeburt nicht auszuschließen, ist die sinnvollste Therapie eine kurzzeitige Infusion mit Wehen-hemmenden Mitteln (Tokolyse). Damit lassen sich die Wehen häufig unterbrechen oder zumindest die Geburt verzögern. Ein ganz wichtiger Aspekt – fast der wichtigste – ist, dass man Zeit gewinnt für die Förderung der Lungenreife des Kindes. Bei einer Geburt vor 34 Schwangerschaftswochen besteht die Gefahr, dass die Neugeborenen Atemstörungen haben, weil die Lungen noch nicht voll funktionsfähig sind. Durch die Gabe von Kortison über die Mutter kann die Reife der Lungen beschleunigt werden. Früher hat man Schwangeren, die über Wehen klagten, für viele Wochen ein Medikament zur Wehenhemmung, das Partusisten heißt, als Tabletten gegeben. Inzwischen wissen wir, dass dies keinen Effekt auf die Verlängerung der Schwangerschaft hat und mit vielen Nebenwirkungen verbunden ist. Das ist besonders wichtig für Schwangere mit Diabetes, da dieses Medikament die Blutzuckerspiegel im Blut steigert. Das gilt natürlich auch, wenn es als Infusion gegeben wird. Während der Therapie werden Sie kurzzeitig mehr Insulin benötigen, um Ihren Blutzucker in dem gewünschten Bereich zu halten. Kommt dann noch Kortison zur Lungenreife des Kindes dazu, spielt der Zucker völlig verrückt. Weil eine gute Blutzuckereinstellung unter diesen Umständen so schwierig ist, sollte bei Diabetikerinnen genau überlegt werden, ob Wehenhemmung und Kortison wirklich nötig sind. In Studien wird zur Zeit ein neues Wehen-hemmendes Mittel erprobt (Atosiban), das weniger Nebenwirkungen haben soll. Eine Alternative, die allerdings weniger wirksam ist, ist Magnesium. Das kann auch über lange Zeit genommen werden und wirkt zudem gut gegen Wadenkrämpfe und Verstopfung. Oftmals ist Magnesium schon ausreichend, um zu einer Entspannung der Gebärmutter zu führen.

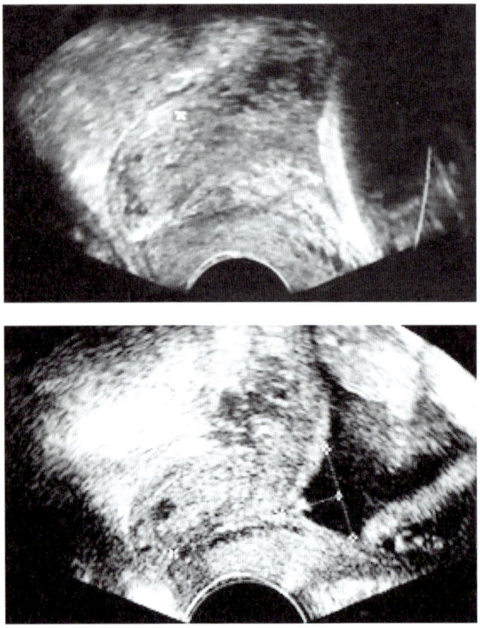

Messung der Länge des Gebärmutterhalses; oben: Normalbefund, unten: Verkürzung des Gebärmutterhalses und Öffnung des inneren Muttermundes

Wie wirkt sich eine Präeklampsie aus und was ist ein HELLP-Syndrom?

Wir sind ja schon im zweiten Schwangerschaftsdrittel darauf eingegangen, was Präeklampsie bedeutet: hoher Blutdruck und

Eiweißausscheidung im Urin. Auch wenn wir in der Schwangerschaft von Anfang an auf diese Zeichen achten sollten, so entsteht eine Präeklampsie doch meist erst im dritten Schwangerschaftsdrittel; je häufiger um so näher der Entbindungstermin rückt. Mit 6–8 % betroffenen Schwangeren ist Präeklampsie eine der häufigsten Schwangerschaftserkrankungen. Betroffene Frauen haben eine Arbeitsgemeinschaft Gestose-Frauen e.V. gegründet (www.gestose-frauen.de). Da Schwangere mit Diabetes, vorbestehenden Nierenerkrankungen oder Bluthochdruck als Risikogruppe für Präeklampsie gelten, möchten wir uns hier etwas ausführlicher mit diesem Phänomen beschäftigen.

Wie wirkt sich eine Präeklampsie auf die Mutter aus? Eine geringfügige Erhöhung des Blutdrucks hat keine Auswirkungen auf die Mutter. Steigen jedoch die Blutdruckwerte deutlich an, besteht die Gefahr von sogenannten zentralen Symptomen, das heißt Kopfschmerzen, Augenflimmern und Unruhe. Im Extremfall kann es zum eklamptischen Anfall kommen, der sich ähnlich äußert wie ein epileptischer Anfall. Klagt die Schwangere mit oder ohne zentrale Symptome über Oberbauchschmerzen, kann dies ein Hinweis auf ein beginnendes HELLP-Syndrom sein. Das HELLP-Syndrom ist eine sehr schwere Verlaufsform der Präeklampsie, die durch eine Auflösung von roten Blutkörperchen (H = hemolysis; dtsch: Hämolyse), eine Erhöhung der Leberwerte (EL = Elevated Liver Enzymes) und Erniedrigung der Blutzellen für die Blutgerinnung (LP = Low Platlets; dtsch: erniedrigte Blutplättchen) gekennzeichnet ist. Wegen Gerinnungsstörungen ist dies für die Mutter eine lebensgefährliche Erkrankung. Um die Entstehung eines HELLP-Syndroms rechtzeitig zu erkennen, sollten bei Frauen mit Präeklampsie die Laborwerte regelmäßig kontrolliert werden. Richtungsweisend sind auch die Harnsäure und der Wert, der Auskunft gibt über die Flusseigenschaften (Viskosität) des Blutes (Hämatokrit). Die Betreuung und Behandlung bei Präeklampsie ist in einer entsprechenden Leitlinie der Deutschen Gesellschaft für Gynäkologie und Geburtshilfe festgelegt, die über das Internet abgerufen werden kann (http://www.leitlinien.net Nr. 015/018). Wie bei Fachliteratur so üblich, sind medizinische Leitlinien für den Laien jedoch nur teilweise verständlich und manchmal beängstigend.

Bei Präeklampsie kann es zu zentralen Symptomen wie Kopfschmerzen, Augenflimmern und Unruhe kommen.

Wie wirkt sich Präeklampsie auf das Kind aus? Die Kinder von Schwangeren mit Präeklampsie neigen als Ausdruck ihrer unzureichenden Versorgung eher zu einem verminderten Wachstum (= Wachstumsretardierung). Deshalb empfehlen sich sonographische Kontrollen des Wachstums in 14-tägigen Abständen, um das Wachstum zu überwachen. Durch Dopplersonographie lässt sich zudem erkennen, wann es für das Kind bedenklich wird. In der Zwischenzeit sollte 1–2 Mal pro Woche ein CTG geschrieben werden.

Bei Hellp-Syndrom hilft nur die schnelle Entbindung.

Wie kann man Präeklampsie oder ein HELLP-Syndrom behandeln? Um die Behandlungsbedürftigkeit eines Bluthochdrucks einschätzen zu können, sollte eine 24-stündige Messung des Blutdrucks erfolgen. Besonders wichtig ist die Absenkung des Blutdrucks in der Nacht, also in den Ruhepausen. Ist dies der Fall, lässt sich häufig durch körperliche Schonung und Abbau von Stress viel erreichen. Fehlt diese Nachtabsenkung und/oder liegt der 2. Blutdruckwert über 110 mmHg sollte der Blutdruck mit Tabletten gesenkt werden. Bei Diabetikerinnen beginnt man bereits bei 100 mmHg. Die einzige wirkliche Therapie gegen Präeklampsie ist die Entbindung. So muss insbesondere bei schweren Formen immer abgewogen werden, ob nicht Mutter und Kind von einer vorzeitigen Entbindung mehr profitieren würden, als von einer Verlängerung der Schwangerschaft. Das ist oft eine schwere Entscheidung. Vor 32 Schwangerschaftswochen wird man sicherlich versuchen, Zeit zu gewinnen. Eine Schwangere mit HELLP-Syndrom muss jedoch in den meisten Fällen schnellstmöglich entbunden werden.

Ein trauriges Kapitel: Das Kind verstirbt in der Gebärmutter

Wir haben lange überlegt, ob wir dieses Kapitel auslassen sollten. In der Schwangerschaft sollte die Freude überwiegen, nicht die Angst. Wenn Sie dieses Buch bis hierher gelesen haben, sind Sie schon soviel mit »Komplikationen« und »Problemen« konfrontiert worden, dass wir Ihnen die Auseinandersetzung mit der »schlimmsten Komplikation« vielleicht ersparen sollten. Aber wir können auch nicht die Augen davor verschließen, dass leider trotz aller Bemühungen und geburtshilflichen Überwachungsmöglichkeiten, die Kinder von Schwangeren mit Diabetes plötzlich in der Gebärmutter versterben können. Anhand der Fragen der Schwangeren ist zudem ersichtlich, dass sich die meisten Diabetikerinnen dieser Gefahr bewusst sind. Sie stehen damit nicht allein! Ein so genannter Fruchttod betrifft nicht nur Diabetikerinnen, das kann bei jeder Schwangeren passieren, umso häufiger, je mehr sich die Schwangerschaft dem Ende zuneigt. In früheren Zeiten, als es noch keine Handmessgeräte zur Selbstkontrolle gab, wir weniger wussten über die optimale Einstellung in der Schwangerschaft und auch die geburtshilflichen Möglichkeiten, die Gefährdung eines Kindes zu erkennen, noch nicht so weit entwickelt waren, war der Fruchttod bei Diabetikerinnen leider keine Seltenheit. Heute passiert dies viel seltener, aber doch immer noch häufiger als bei anderen Frauen. Unsere engmaschigen und auch für Sie aufwändigen Kontrollen mit CTG, Ultraschall und Doppler sollen helfen, die Fälle von Fruchttod zu verhindern, wo die Kinder Warnsignale aussenden. Nicht selten fehlen jedoch Warnhinweise. Die Ursache des Fruchttodes ist nicht abschließend geklärt. Der Sauerstoffmangel, der zum Fruchttod führt, ist sicherlich durch ein Zusammenspiel vieler Faktoren bedingt: Mangeldurchblutung und Funktionsstörungen der Plazenta kombiniert mit einem besonders hohen Sauerstoffbedarf bei Kindern mit hohen Blutzuckerspiegeln und großem Wachstum. Um viel Zucker in den Körperzellen zu verarbeiten, wird viel Sauerstoff benötigt. Daraus geht schon hervor, dass Kinder von gut eingestellten Müttern ohne Frage weniger gefährdet sind. Ganz hilflos sind wir oder besser Sie also nicht!

Eine optimale Einstellung in der Schwangerschaft hilft, das Risiko des Fruchttodes gering zu halten.

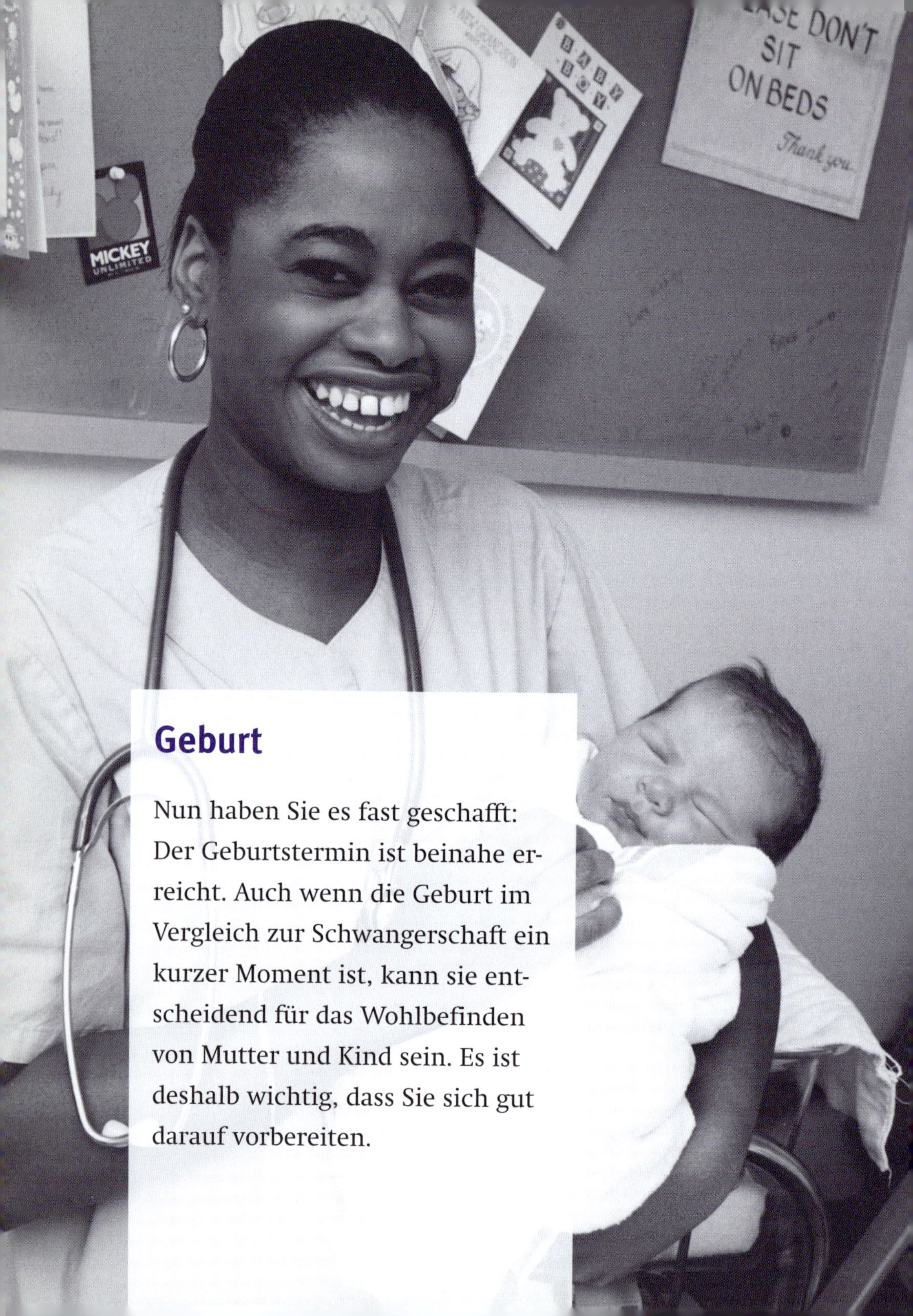

Geburt

Nun haben Sie es fast geschafft: Der Geburtstermin ist beinahe erreicht. Auch wenn die Geburt im Vergleich zur Schwangerschaft ein kurzer Moment ist, kann sie entscheidend für das Wohlbefinden von Mutter und Kind sein. Es ist deshalb wichtig, dass Sie sich gut darauf vorbereiten.

Fragen, die vor der Entbindung zu klären sind

Im letzten Schwangerschaftsdrittel rücken die Fragen betreffend der Geburt in den Vordergrund. Jede Schwangere, insbesondere wenn es das erste Kind ist, sieht der Entbindung mit gemischten Gefühlen entgegen und hat viele Fragen. Die moderne Geburtshilfe lässt den Frauen mehr Raum zur Selbstbestimmung; das geht von der Wahl der Entbindungsklinik bis zur Entbindungsposition – im Liegen, im Sitzen oder in der Badewanne. Viele Frauen streben eine Entbindung möglichst ohne viel medizinische Intervention an – eine »natürliche Geburt«. Das gilt sicherlich auch für Schwangere mit Diabetes, aber sie müssen akzeptieren, dass durch den Diabetes gewisse Einschränkungen oder Vorgaben bestehen.

Stationäre Aufnahme vor Entbindung?

Früher wurden Schwangere mit Diabetes obligatorisch viele Wochen vor dem Entbindungstermin zur engmaschigen Überwachung stationär aufgenommen. Damit hoffte man Anzeichen für den gefürchteten intrauterinen Fruchttod rechtzeitig erkennen zu können. Die gültigen Empfehlungen der Fachgesellschaften sehen noch immer vor, die geburtshilfliche Überwachung und die Diabetesbehandlung 1–2 Wochen vor dem Termin unter stationären Bedingungen zu koordinieren. Wie streng diese Empfehlung angewendet wird, hängt sicherlich von der Stoffwechseleinstellung und dem Vorhandensein von geburtshilflichen Risikofaktoren ab. Bei unauffälliger Schwangerschaft und stabilen Blutzuckerwerten werden immer mehr Frauen bis zum Termin ambulant überwacht. Eine Einweisung erfolgt aber sicherlich großzügiger als bei anderen Schwangeren.

Eine engmaschige Überwachung in den letzten Wochen vor der Geburt minimiert Risiken.

Einleitung – wann, warum und wie?

Bei unkompliziertem Verlauf und guter Stoffwechseleinstellung wird heute eine Entbindung am Termin angestrebt, am besten spontan, sonst durch Einleitung. Auch da hat sich, Dank verbesserter Möglichkeiten der diabetologischen und geburtshilflichen Überwachung, die Situation für Diabetikerinnen entscheidend erleichert. Früher wurde spätestens mit der 36–37

Das Kind sollte nicht übertragen werden, um es keinem zusätzlichen Risiko auszusetzen.

Schwangerschaftswochen die Entbindung eingeleitet. Das misslang oft wegen der fehlenden Wehenbereitschaft der Gebärmuttermuskulatur und endete nicht selten in einem Kaiserschnitt. Eine Übertragung über den Termin sollte aber weiterhin vermieden werden. Man möchte verhindern, dass das Kind einem zusätzlichen Risiko durch die Übertragung ausgesetzt wird. Einleitung heißt, dass durch die mehrmalige Gabe von Prostaglandinen Wehentätigkeit angeregt wird, ähnlich den natürlichen Vorgängen bei der Entstehung von Wehen. Das kann durch Einlage eines Prostaglandinzäpfchens in die Scheide oder Einführen eines Gels in den Muttermund erfolgen. Alternativ wird seit kurzem ein Medikament namens Cytotec eingesetzt, das ursprünglich zur Behandlung von Magenschmerzen entwickelt wurde, aber zudem sehr effektiv Wehen auslöst. Damit bestehen jedoch noch nicht so viele Erfahrungen wie mit Prostaglandinen. Manchmal reicht eine einmalige Gabe von Prostaglandinen, um regelmäßige Wehen auszulösen. Manchmal nimmt die Einleitung auch mehrere Tage in Anspruch, insbesondere wenn weit vor dem Termin eingeleitet wird. Eine Einleitung kann nur in der Geburtsklinik erfolgen, nicht ambulant. Wenn der Muttermund schon geöffnet und weich ist, kann auch ein Wehentropf oder das Öffnen der Fruchtblase ausreichen, um die Geburt in Gang zu bringen. Gründe für eine Einleitung vor dem Termin sind neben schwieriger Blutzuckereinstellung häufig vermindertes Fruchtwasser, ein im Ultraschall sehr groß geschätztes Kind, auffällige Herztöne des Kindes beim CTG oder Veränderungen im Blutkreislauf der Plazenta oder des Kindes, die durch Dopplersonographie entdeckt werden können.

Am Morgen der Einleitung sollten Sie kein langwirksames Insulin spritzen, da Sie Ihre Nahrungsaufnahme nicht planen können. Das gilt auch für die Zeit während der Einleitung. Korrigieren Sie lieber häufiger mit kurzwirksamem Insulin. Oft kommen Sie einfach nicht dazu, regelmäßig zu essen. Zwei Stunden nach Gabe des Prostaglandins werden die Herztöne überwacht und Sie sollten nichts essen, da es in seltenen Fällen wegen starker Wehentätigkeit zum Abfall der kindlichen Herztöne kommen kann. Dann muss es unter Umständen schnell Richtung Kreißsaal und eventuell Kaiserschnitt gehen. Falls Sie eine Insulinpumpe tragen, sollten Sie die Basalrate auf 2/3 der vorangegangenen Insulindosis reduzieren.

Alternative Methoden der Geburtseinleitung

Ein alter aber immer noch aktueller Hebammenspruch besagt: »So wie ein Kind entsteht, so bringt man es auf den Weg«, die natürlichste Methode, die Geburt in Gang zu bringen, ist durch die in der Samenflüssigkeit enthaltenen Prostaglandine. Aber für Frauen und Paare, die keinen Geschlechtsverkehr mehr haben wollen, gibt es auch andere Möglichkeiten, sanft die Wehen einzuleiten:

- Die Stimulation der Brustwarzen durch Massieren zwischen Daumen und Zeigefinger kann regelmäßige Wehen auslösen. Wenn es soweit ist, Pausen machen, es kann sonst zu einer Dauerkontraktion mit Unterversorgung des Kindes kommen.
- Ab 34 Schwangerschaftswochen regelmäßig getrunkener Himbeerblättertee stärkt die Gebärmutter und unterstützt die Wehenarbeit.
- Ein Gewürztee (nach Stadelmann) wirkt über mindestens 1–2 Tage getrunken, wehenanregend. Er wird wie folgt zubereitet: Sie nehmen 1 Stange Zimt, 10 Gewürznelken, eine kleine Ingwerwurzel (kleingeschnitten) und 1 Esslöffel Verbenentee und bereiten mit einem Liter Wasser einen Aufguss vor. Dieses Getränk sollten Sie dann lauwarm über den ganzen Tag verteilt trinken. Die selben Gewürze lassen sich auch in Form von ätherischen Ölen aus Zimt, Ingwer und Eisenkraut als Bauchmassageöl oder als heißes Bad einsetzen.
- Wenn Ihr Arzt/in oder Ihre Hebamme Akupunkturbehandlungen durchführt, können sie auch durch das Nadeln bestimmter Punkte die Wehen anregen.
- Auch in der Homöopathie gibt es Heilmittel, die schonend auf die Geburt vorbereiten, aber auch hier sollten Sie zu einer erfahrenen Fachkraft gehen, die Ihnen ein für Sie abgestimmtes Medikament empfiehlt.

Alles schon ausprobiert? Wenn gar nichts mehr weiterhilft, kann der Rizinuscocktail Abhilfe schaffen, ein häufig empfohlenes pflanzliches Wehenmittel, der durch seine abführende Wirkung die Wehen auslöst. Sie sollten aber vor der Einnahme ein CTG (Herztonkontrolle) schreiben lassen, um sicher zu sein, dass es Ihrem Baby gut geht, so wie es in den Krankenhäusern auch üblich ist, bevor die Wehen eingeleitet werden. Für den Rizinuscocktail benötigen Sie ein Trinkglas, in das 200 ml Flüssigkeit passt. Das füllen sie zu je gleichen Anteilen mit Aprikosensaft, Rizinusöl und einem Schuss klaren Schnaps. Gut vermischen, und noch einen Tropfen Eisenkrautöl dazu. Prost! Und viel Erfolg!

Ein geplanter Kaiserschnitt – ist das nötig?

Es gibt einige ganz handfeste Gründe, ein Kind ohne den Versuch einer normalen Geburt mit Kaiserschnitt zu entbinden. Das ist zum Beispiel eine Querlage des Kindes oder Zwillinge, die beide in Beckenendlage liegen. Diabetes allein ist kein Grund für einen Kaiserschnitt! Wenn jedoch zum Diabetes noch gewisse Umstände dazukommen, die eine Entbindung schwierig machen oder das Kind gefährden könnten, wird man

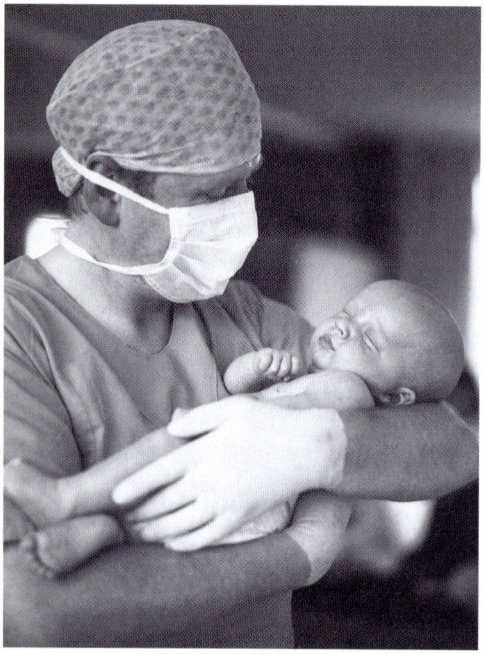

Nach dem Kaiserschnitt

sicherlich bei einer Diabetikerin eher einen Kaiserschnitt erwägen. Dies liegt zum einen daran, dass wir wissen, wieviel Einsatz eine Schwangerschaft mit Diabetes bedeutet und wir deshalb auf den letzten Metern kein Risiko mehr eingehen wollen. Andererseits gibt es auch Besonderheiten, denen wir Rechnung tragen müssen. Ein gutes Beispiel sind die Probleme bei der Entbindung von sehr großen Kindern. Es besteht die Gefahr, dass zwar der Kopf normal geboren wird, nicht aber die Schultern, weil sie zu breit sind. Es bedarf dann komplizierter Manöver und selten sogar eines Notfallkaiserschnitts, um das Kind komplett zu gebären. Man nennt das Schulterdystokie. Dabei kann es zur dauerhaften Schädigung der Nerven des Armes kommen, die im Bereich der Schulter verlaufen oder zum Sauerstoffmangel für das Kind. Es ist bekannt, dass dies bei der Entbindung von großen Kinder von Diabetikerinnen häufiger vorkommt, weil die Kinder insbesondere im Bereich des Körperstammes, nicht aber am Kopf, übermäßig gewachsen sind. Deshalb überlegt man bei einer Diabetikerin, wenn das Kind im Ultraschall am Termin sehr groß geschätzt wurde, eher einen Kaiserschnitt zu machen. Wenn das geschätzte Geburtsgewicht bei 4500 g oder darüber liegt, ist ein Kaiserschnitt empfehlenswert, bei kleinen Frauen eventuell schon bei 4200 g. Das kann man nur von Fall zu Fall entscheiden.

Insulindosierung bei geplantem Kaiserschnitt. Im Allgemeinen wird der geplante Kaiserschnitt bei einer Frau mit Typ-1-Diabetes als erstes frühmorgens durchgeführt. Mit einer Injektionsbehandlung spritzen Sie am Abend vorher die übliche Basismenge für die Nacht, es sei denn, es wird vom Arzt eine niedrigere Dosis empfohlen, z. B. nur zwei Drittel der üblichen Nachtbasis. Es kann von Vorteil sein, wenn Sie sicherheitshalber in der Nacht vor der Entbindung von der Nachtschwester um ca. 3–4:00 Uhr geweckt werden bzw. zu Haus den Wecker stellen, um eine Blutzucker-Selbstkontrolle zu machen und eine eventuelle Korrektur mit schnell wirksamem Insulin durchzuführen. Aber Vorsicht! Nicht zu hoch korrigieren, denn zu den Regeln der Operationsvorbereitung gehört: sechs Stunden vorher möglichst nichts essen und trinken. Mit Beginn der Fahrt in den Operationssaal geben Sie dann vorübergehend die Verantwortung für die Blutzuckerführung an den Anästhesisten und das Geburtshilfeteam ab. Nun müssen Sie sich für kurze Zeit anderen Menschen anvertrauen.

Wenn Sie eine Insulinpumpe tragen und am nächsten Morgen die Kaiserschnitt-Geburt geplant ist, würde die Pumpe stören. Denn meistens wird die Nadel des Pumpenschlauches an der Bauchhaut befestigt. Hier gäbe es hygienische Bedenken und Platzprobleme bei der Operation. Die Bedingungen möglichst optimaler Keimarmut könnten nicht mehr eingehalten werden. Außerdem wäre die Insulinpumpe im Weg. Also lassen Sie sich helfen und befestigen die Pumpe am Oberarm. So ist sie nicht im Weg und kann trotzdem problemlos bedient werden. Es hat sich gezeigt, dass die laufende Basalrate während der gesamten Geburtsphase einen besonders stabilen und berechenbaren Blutzuckerverlauf ergibt, ein Vorteil, auf den Sie nicht verzichten sollten.

Bei einem Kaiserschnitt ist es ratsam, die Insulinpumpe am Oberarm zu befestigen.

Ambulante Entbindung

Eine ambulante Entbindung, das heißt, die Klinik vier Stunden nach der Geburt mit dem Kind zu verlassen, ist leider nicht möglich. Auch wenn während der Schwangerschaft und bei der Geburt glücklicherweise alles gut gelaufen ist, ist es wünschenswert, dass Ihr Kind in den ersten 24 Lebensstunden in der Geburtsklinik von erfahrenem Personal beobachtet wird.

Spezielle Aspekte bei der Entbindung

Die Geburt geht los. Die Tasche ist gepackt, Ihr Mann hat den Wagen vorgefahren, Ihre Mutter oder eine Freundin hütet die Wohnung und die eventuell schon vorhandenen Kinder. Je nach Ihrem Naturell behalten Sie die Ruhe oder werden leicht nervös. Und auch wenn Sie ein ruhiger Typ sind, kann es sein, dass Sie spätestens jetzt vom werdenden Vater und dessen Kribbeligkeit und Hektik angesteckt werden. Dennoch sollten Sie für die Entbindung einige Dinge nicht vergessen.

Stoffwechselkontrollen während der Entbindung

Wenn es also endlich so weit ist, heißt es also: tief durchatmen, bis zehn zählen, Überblick behalten und noch mal schnell nachdenken. Jetzt nur nichts Unüberlegtes mit dem Insulin machen. Keine vermurksten Blutzucker-Selbstkontrollen, keine Insulin-Panik-Injektionen!

Die Blutzuckerwerte unter der Entbindung spielen eine große Rolle für Ihr Kind.

Auch wenn die Entbindung im Verhältnis zur Schwangerschaft nur ein verschwindend kurzer Moment ist, ist er für das Kind umso wichtiger. Ihre Blutzuckerwerte unter der Entbindung spielen eine nicht unerhebliche Rolle für die Unterzuckerung des Kindes nach der Geburt. Wenn das Kind in den letzten Stunden sehr viel Zucker von der Mutter angeboten bekommen hat, muss es entsprechend viel Insulin produzieren, um ihn zu verstoffwechseln. Die Bauchspeicheldrüse arbeitet auf Hochtouren und braucht lange, um sich nach der Geburt darauf einzustellen, dass nun weniger Insulin benötigt wird. Ein weiterer wichtiger Aspekt ist, dass die Aufnahme und Verarbeitung von Zucker in den Zellen viel Sauerstoff benötigt. Das heißt, dass ein Kind mit hohen Blutzuckerspiegeln viel Sauerstoff braucht. Und das in einer Situation, in der durch die Wehen die Durchblutung der Plazenta und damit auch die Sauerstoffversorgung immer wieder kurzzeitig gedrosselt wird. Deshalb kommt es unter der Geburt bei hohen mütterlichen Blutzuckerwerten leichter zum Sauerstoffmangel für das Kind. Zu niedrig sollten die Blutzuckerwerte jedoch auch nicht sein. Unter Wehen braucht der Körper viel Energie und wenn nicht genug Nährstoffe im Blut vorhanden sind, kann die Wehentätigkeit zurückgehen.

Wie kann ich meine Blutzuckerwerte unter der Geburt stabil halten?

Pen-Injektionen

- **Pen-Injektionen:** Wenn Sie eine intensivierte Insulintherapie nach dem Basis-Bolus-Prinzip mit Pen-Injektionen machen, spritzen Sie einfach kein Basisinsulin mehr. Denn das Basisinsulin würde 12 Stunden oder länger wirken. Einmal gespritzt, kann es nicht mehr zurückgeholt werden. Ohne Basisinsulin behalten Sie den Überblick über den Blutzuckerverlauf während und nach der Geburt. Dauert die Geburt länger, können Sie alle zwei bis vier Stunden auf den aktuell gemessenen Blutzucker eine Insulinkorrektur mit kurz wirksamem Insulin spritzen. Lassen Sie sich bei der Blutzucker-Selbstmessung im Kreißsaal von Ihrem Mann unterstützen. Hierbei soll versucht werden, den Blutzucker während der gesamten Geburtsphase zwischen 70 und 110 mg/dl zu halten. Alle Insulindosierungen müssen aber in jedem Fall vorher mit dem betreuenden Geburtshilfeteam abgesprochen werden. Denn dieses Team trägt die Verantwortung für den Geburtsverlauf und alle medizinischen Maßnahmen und Anordnungen. Dazu gehört auch die Richtigkeit der Blutzuckermessungen und die Insulindosis.

Insulinpumpe

- **Insulinpumpe:** Wenn Sie eine Insulinpumpe tragen, lassen Sie diese einfach mit der aktuell eingestellten Basalrate weiterlaufen. Liegt der Blutzucker oberhalb des Zielbereiches, korrigieren Sie jetzt nur etwas vorsichtiger auf einen Wert von etwa 100 mg/dl, nicht wesentlich darunter. Ob die Insulinpumpe während der gesamten Geburt auf der aktuellen Basalrate weiterlaufen soll, wird vom Geburtshilfeteam oder dem zugezogenen Diabetologen entschieden. Man wird Ihnen sicherlich die Gründe für die gewählte Dosis erläutern. Eventuell wird die Basalrate um 25 oder 50 % vermindert. Dies lässt sich an den gängigen Insulinpumpen sofort einstellen. Was zu tun ist, hängt vom Blutzuckerverlauf ab. Manchmal muss die Pumpe – bei sehr niedrigen Blutzuckerwerten – vorübergehend abgestellt werden. Ein Grund für nur sehr geringen Insulinbedarf während der Geburt kann eine heftige, sich über Stunden hinziehende Wehentätigkeit sein. Allgemein gültige und für jeden anwendbare Regeln lassen sich für diese Situation nicht angeben.

Mahlzeiten unter der Geburt

Auf Essen und Trinken sollten Sie während der Geburt verzichten.

Mit Beginn regelmäßiger Wehen sollen Sie auch nichts mehr essen und trinken. Es könnte sein, dass die Geburt nicht so richtig vorangeht oder es Ihrem Kind nicht gut geht und man eine Kaiserschnittgeburt durchführen muss. Das kann manchmal schnell gehen. Und hierfür ist eine Narkose notwendig.

Auch ohne Essen und Trinken brauchen Sie keine Angst vor Unterzuckerungen haben. Mit Aufnahme in den Kreißsaal erhalten Sie vom Geburtshilfeteam eine dünne Kunststoff-Kanüle in eine Vene des Unterarms gelegt, damit ein Tropf (Infusion) angelegt werden kann. Die Infusion besteht aus einer fünfprozen-

Eine Infusion über eine Kunststoff-Kanüle deckt Ihren Bedarf an Zucker während der Geburt.

tigen Traubenzuckerlösung und wird über einen automatischen Tropfenzähler ganz gleichmäßig in die Vene gegeben, meist etwa 125 ml pro Stunde. Das ist die Menge, um Ihren Grundbedarf an Zucker zu decken. Sinkt der Blutzucker zu stark ab, wird ganz einfach die Tropfgeschwindigkeit erhöht. Steigt der Blutzucker, reguliert man die Tropfgeschwindigkeit herunter oder stellt die Infusion vorübergehend ganz aus.

Traubenzuckerlösungen, die höherprozentig sind oder eventuell unkontrolliert laufen, sind problematisch. Solange das Kind nicht abgenabelt ist, würde ein Blutzuckeranstieg bei der Mutter mehr oder weniger ungefiltert auf das Kind übergehen und es zu einer kräftigen, eigenen Insulinausschüttung anregen. Hierdurch erhöht sich die Gefahr für das Kind, nach dem Abnabeln zu unterzuckern. Ein Blutzuckeranstieg bei der Mutter um 30 mg/dl, also z. B. von 100 auf 130 mg/dl während der Geburt bedeutet, dass der Zuckerfluss Richtung Kind um etwa 50 % zunimmt. Das sollte unbedingt vermieden werden.

Die Kunststoff-Kanüle am Unterarm hat noch einen weiteren Vorteil: Wenn Sie zusätzlich Flüssigkeit brauchen, z. B. bei einer Rückenmarksanästhesie oder bei Abfall des Blutdrucks, so kann jederzeit noch eine zusätzliche Infusionslösung angeschlossen werden. Hierfür gibt es spezielle zuckerfreie Infusionszubereitungen. Außerdem können über die Kanüle jederzeit notwendige Medikamente verabreicht werden, ohne neu zu stechen, z. B. um die Wehentätigkeit zu regulieren.

In manchen Geburtskliniken, die diabetische Schwangere mit Insulinbehandlung betreuen, wird während der Geburt eine Kombination von Traubenzuckerlösung als Infusion und parallel dazu Insulin in der Spritzenpumpe (Perfusor), ebenfalls direkt in die Blutbahn (Vene) gegeben. Lassen Sie sich das Vorgehen im Einzelnen erklären. Vereinzelt kommt, z. B. in Universitätskliniken, auch ein vollautomatisches Mess- und Infusionssystem zum Einsatz – die Glucose-kontrollierte Insulininfusion. Hierbei handelt es sich nicht um ein Routine-Verfahren. Dieses System wird auf einem fahrbaren Wagen neben Ihr Bett geschoben. Hiermit ist es möglich, jede Minute – nach einem automatisch gemessenen Blutzucker – sofort Insulin oder Traubenzucker in die Venenkanüle zu geben. Der Blutzuckerverlauf und die gegebenen Mengen Insulin und Traubenzucker werden vom Computer ständig aufgezeichnet. Dieses etwas komplizierte Gerät dient heute in den meisten Fällen wissenschaftlichen Untersuchungen. Falls Sie an einer speziellen Studie teilnehmen, wird man Ihnen diese rechtzeitig erklären und Ihr Einverständnis per Unterschrift einholen.

Nach der Geburt

Sobald Sie das Kind geboren haben, wird die weitere Insulingabe unterbrochen. Eventuell läuft der Traubenzuckertropf noch eine gewisse Zeit weiter, bis Sie wieder selbst Getränke und Nahrung zu sich nehmen können – oder nach einer Kaiserschnittgeburt dürfen. Stimmen Sie bitte Ihr eigenes Selbstbehandlungskonzept mit den Hinweisen des Geburtshilfeteams ab. Wenn Sie eine Insulinpumpe während der Geburt tragen, ist es wichtig, dass eine verantwortliche Person direkt nach der Geburt die Nadel des Pumpenkatheters aus der Haut zieht, damit die Insulinzufuhr unterbrochen wird. Sprechen Sie dieses Vorgehen bitte unbedingt noch vor der Geburt an, damit es nicht vergessen wird. Bei einer Spontangeburt kann Ihnen auch Ihr Mann helfen.

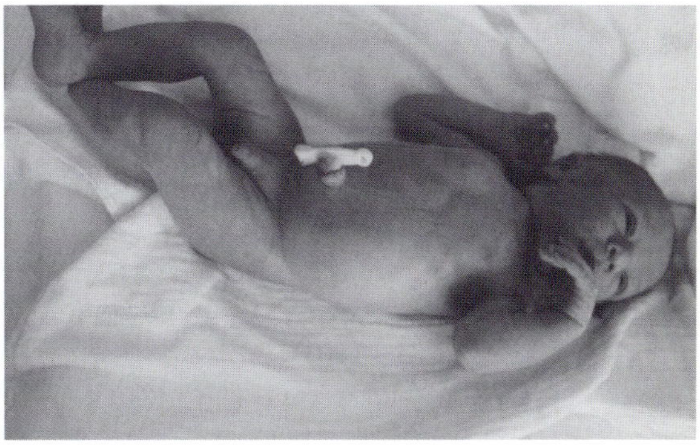

Warum endet bei Diabetikerinnen die Entbindung häufiger in einem Kaiserschnitt als bei anderen Schwangeren?

Bei jeder Entbindung besteht die Möglichkeit, dass die Entbindung durch einen Kaiserschnitt beendet werden muss. Natürlich wünscht sich jede Frau, dass die Geburt möglichst schnell und komplikationslos verläuft und das Kind auf natürlichem Wege geboren wird. Leider gelingt dies nicht immer und das ist besonders frustrierend, wenn Sie schon stundenlang schmerzhafte Wehen gehabt haben. Bitte sehen Sie einen Kaiserschnitt nicht als persönliches Versagen an! Die spontane Geburt und das Geburtserleben wurden in den letzten Jahren sehr idealisiert und zum unbedingten Ziel erklärt. Man muss jedoch sagen: zum Glück haben wir den Kaiserschnitt, um schnell Gefahren vom Kind oder der Mutter abwenden zu können. Bei Frauen mit Diabetes kommt es eher zu einer Situation unter der Geburt, wo man sich zu Gunsten des Kindes und/oder Mutter für einen Kaiserschnitt entscheidet. Bei Kindern, die aufgrund des Diabetes sehr groß sind, kann es z. B. zum sogenannten Geburtsstillstand kommen, weil der Platz im Becken nicht ausreicht. Kinder, die bereits während der Schwangerschaft gestresst waren, haben nicht soviel Reserven und es kommt unter den Wehen eher zum Sauerstoffmangel, der sich in einem Abfall der Herzfrequenz bei Wehen bemerkbar machen kann. Das ist besonders bei Kindern der Fall, bei denen das verminderte Wachstum auf eine nicht ausreichende Versorgung während der Schwangerschaft hinweist. Aber auch sehr große Kinder, die zur Verstoffwechslung von großen Zuckermengen viel Insulin und Sauerstoff gebraucht haben, sind gefährdet. Diabetikerinnen haben, wie schon gesagt, häufiger Bluthochdruck in der Schwangerschaft, der unter der Entbindung so stark ansteigen kann, dass die Entbindung schnell beendet werden muss. Sie sehen, es gibt ganz handfeste Gründe, warum die Möglichkeit für einen Kaiserschnitt bei Ihnen vielleicht etwas höher ist. Dazu kommt, dass sich alle über Ihren großen Einsatz während der Schwangerschaft bewusst sind und die Geburtshelfer Ihnen vielleicht auch aus Vorsicht eher zum Kaiserschnitt raten. Sehen Sie den Kaiserschnitt als eine der Möglichkeiten an, Ihr Kind zu bekommen.

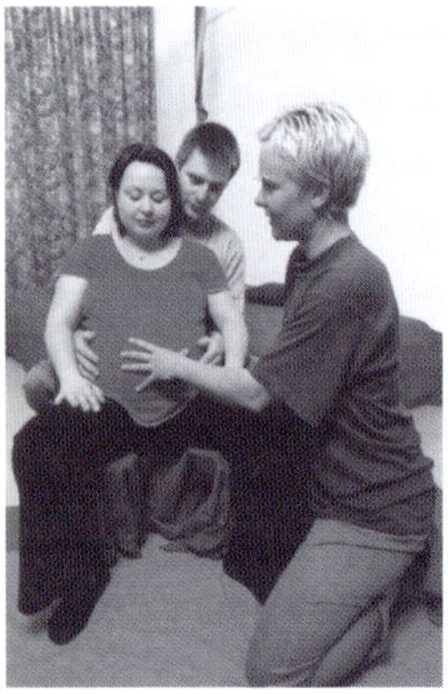

Aufrechte Geburtsposition auf dem Gebärhocker

Wege mit dem Geburtsschmerz umzugehen

Für viele Frauen gehört der Geburtsschmerz einfach zu einer Geburt dazu und sie möchten nicht, dass die Schmerzen durch eine Peridualanästhesie unterdrückt werden. Es gibt jedoch viele andere Möglichkeiten, den Schmerz erträglicher zu machen, ohne ihn gänzlich medikamentös zu unterdrücken.

Wie die Hebamme hilft

Schmerz gehört zu den intimsten Erfahrungen eines Menschen, und seine Einstellung dazu ist abhängig von Zeitalter, Religion und Erziehung.

Die Begleitung und Unterstützung der Frau während der Geburt geben ihr Kraft, bestärken ihr Selbstvertrauen, helfen die Angst zu überwinden und sich dem Geschehen der Geburt hinzugeben, ohne den damit verbundenen Schmerz zu eliminieren. Es trägt dazu bei, den Teufelskreis aus Angst – Verspannung – Schmerzen zu vermeiden und somit das subjektive Schmerzempfinden unnötig zu verstärken.

• Seelische Betreuung

Den meisten Frauen ist der menschliche Kontakt unter der Geburt am wichtigsten, da jede Form von Zuwendung von einem vertrauten Menschen zur Linderung von Schmerz führt. Werden, bzw. fühlen sich Menschen in Krisensituationen alleine gelassen, so wachsen die Gefühle von Panik, Verzweiflung und Angst. Aufgabe der Hebamme und des begleitenden Partner ist es, mit der Frau in Kontakt zu bleiben, ihr menschliche Nähe, Ermutigung und auch Trost zu spenden. Gerade der Partner hat nicht die Aufgabe die Geburt zu leiten, sondern emotionalen Beistand zu leisten.

• Atmung und Tönen

Wir nehmen Sauerstoff und Lebensenergie auf, um die Funktion jeder einzelnen Zelle aufrechtzuerhalten. Unser Atem passt sich der jeweiligen Situation an, um unseren Körper leistungsfähig und unser seelisches Erleben im Gleichgewicht zu halten.

Unter der Geburt leistet die Frau eine äußerst anstrengende körperliche und seelische Arbeit, für die sie eine optimale Sauerstoffversorgung benötigt. Sie muss ihren eigenen Atemrhythmus finden, um mit ihrem Kind in Kontakt zu stehen und sich selbst und das Kind zu versorgen.

Eine besonders schöne Art, das Atmen zu unterstützen ist das Tönen. Dabei wird der Atem auf ganz natürliche Weise rhythmisiert, ohne dass man sich auf das Atmen konzentriert, da die Konzentration auf dem Tönen liegt. Die Ausatem-Phase wird automatisch lang. Die Konzentration auf das Tönen bewirkt auch, dass die Konzentration der Frau vom Schmerz abgelenkt wird.

Bewegungstherapie

Eine sehr einfache und gleichzeitig sehr wirkungsvolle Möglichkeit für die Hebamme, auf die Geburt Einfluss zu nehmen, ist die Arbeit mit den unterschiedlichen Gebärhaltungen. Die schmerzlindernde Wirkung bestimmter Bewegungen und Positionen (aufrechtes Sitzen, vornübergebeugtes Sitzen, Vierfüßlerstand, asymmetrische Positionen, Seitenlage) während der Geburt besteht in der Aufrechterhaltung bzw. Förderung des Geburtsfortschrittes. Dabei macht man sich die Schwerkraft zu Nutze.

Natürlicherweise wird sich die gebärende Frau keine Position aussuchen, in der sie nicht auch gut entspannen kann.

Physikalische Maßnahmen

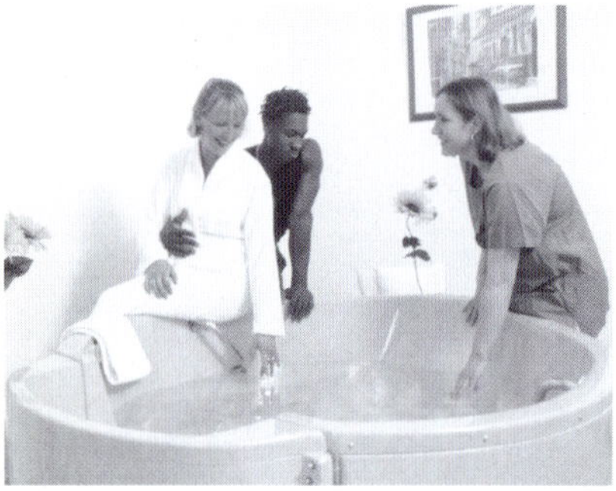

Wasser wirkt während der Wehen entspannend und schmerzlindernd. Der Geburtsweg dehnt sich sehr gut und auch die Knochen können nachgeben, da die Frau im Wasser schwebt.

Kontraindikationen sind Mehrlinge, Frühgeburt, grünes Fruchtwasser, Infektion der Mutter, PDA, vorzeitiger Blasensprung und Kreislaufschwäche. Alternativen wären eine heiße Dusche, oder ein warmes Kirschkernkissen bzw. eine heiße Kompresse auf die schmerzende Stelle zu legen.

Massagen während der Geburt

Einige Frauen empfinden das sanfte Streicheln, Berühren, oder das einfache Ausstreichen der Beine, auch ein ganz leichtes Schütteln des Trochanters (Oberschenkelknochen) in Seitenlage – durch den Partner oder die Hebamme – unter der Geburt sehr angenehm. Die Berührung eines vertrauten Menschen wirkt oft entspannend und kann genauso wie Düfte und Musik dazu beitragen, dass die Frau sich aufgehoben und heimisch fühlt. Diese Atmosphäre hilft, loszulassen und sich auf die Geburt einzulassen. Viele Gebärende genießen aber auch den etwas stärkeren Gegendruck, z. B. der Kreuzbeinmassage.

Akupressur

Es gibt einige Geburtsprobleme, wie ein verzögerter Geburtsverlauf oder sehr starke Schmerzen unter der Geburt, die zu einer Blockade des Energieflusses bestimmter Meridiane im Körper führen. Diese Blockade lässt sich mit einer einfachen Stimulation bestimmter Punkte aufheben (Akupressur). Fragen Sie die Hebamme, wenn Sie das Gefühl haben, dass Ihnen diese Methode helfen könnte.

Akupunktur

Akupunktur ist die Kunst, mit einer gezielt gesetzten Nadel, blockierte Energieströme des Körpers zu lösen und wieder in harmonischen Fluss zu bringen.

Akupunktur kann in der Geburtshilfe vielfach verwendet werden. Eine schmerzfreie Geburt mit der Hilfe der Akupunktur scheint nicht möglich zu sein. Jedoch der schmerzlindernde, entspannende und wehenschmerzdämpfende Effekt führt zur Unterbrechung des besonders bei erstgebärenden Frauen zu beobachtenden Circulus vitiosus aus Angst – Spannung – Schmerz und somit zu einem schnelleren und schmerzärmeren Geburtsfortschritt.

Akupunktur kann in der Geburtshilfe verwendet werden.

Aromatherapie

Aromaöle werden auch als sanfte Helfer bezeichnet. Ihr Duft bewirkt, dass in unserem Körper Neurotransmitter (Übertragungsstoff) ausgeschüttet werden, die schmerzstillend, euphorisierend, entspannend, beruhigend, sexuell stimulierend oder anregend wirken können. Unter der Geburt kann der Duft eine vertraute Atmosphäre schaffen, später wird die Frau durch diesen Geruch an diesen wichtigen Moment im Leben erinnert.

Klassische Öle für die Geburt sind Jasmin, Lavendel, Rose, Muskatellersalbei und Ylang – Ylang.

Homöopathie

In der Homöopathie wird der Mensch in seiner Gesamtheit, seinem Wesen und seinen individuellen Charakterzügen in einer Konstitutionsbehandlung behandelt. Mit Hilfe einer Anamnese wird eine den Beschwerden ähnliche Arznei ermittelt (= Konstitutionsmittel). Dieses wirkt dann auf allen Ebenen (körperlich, seelisch und mental). Es gibt viele unterstützende Arzneien in der Geburtshilfe, sie sollten aber nur von einer erfahrenen Person angewendet werden.

Medikamentöse Schmerzlinderung

Grundsätzlich sollte mit der Gabe von Medikamenten in der Schwangerschaft und unter der Geburt zurückhaltend umgegangen werden. Dennoch sollen hier einige Medikamente und Verfahren vorgestellt werden, die den Schmerz unter der Geburt lindern oder nehmen können:

- Spasmolytika (z.B. Buscopan) wirken krampflösend auf den Muttermund, haben aber nur einen geringen schmerzlindernden Effekt. Die Verabreichung erfolgt meist über Suppositorien (Zäpfchen) oder als i.m.-Spritze in den Gesäßmuskel.
- Analgetika haben einen guten schmerzlindernden Effekt und werden meist gut vertragen. Sie haben keine Einflüsse auf die vitalen Funktionen (Kreislauf) bei Mutter und Kind und keine Bewusstseinsbeeinflussung. Das klassische Mittel in der Geburtshilfe ist Pethidin (Dolantin), es wird als Injektion in den großen Gesäßmuskel (i.m.) oder in die Vene (i.v.) verabreicht.
- Inhalationsanalgesie mit Lachgas: Lachgas wird über ein Inhalationsgerät mit einem Lachgas/Sauerstoffgemisch über eine Maske eingeatmet. Die Schmerzlinderung setzt frühestens nach 30 Sekunden ein. Es ist gut steuerbar und ungefährlich für Mutter und Kind, jedoch nicht so effektiv wie die zuvor genannten Schmerzmittel.
- Rückenmarksnahe Leitungsanästhesie (PDA): Mit der PDA (Peridualanästhesie) kann eine vollkommene Schmerzfreiheit erreicht werden. Hierbei wird eine Punktion des peridualen Raumes zwischen den Lendenwirbel mit einer Kanüle durchgeführt. Durch die Kanüle wird ein dünner Katheter geschoben, über den das lokal wirkende Schmerzmittel gespritzt wird. Die Kanüle wird direkt nach dem Legen des Katheters wieder herausgezogen. Wenn sich das Medikament verteilt hat, wirkt es auf die aus dem Rückenmark austretenden Nerven und es kommt zur Schmerzausschaltung. Vor dem Legen des Katheters werden mehrere Blutdruckkontrollen durchgeführt und eine kreislaufstabilisierende Infusion (500 ml) in die Vene verabreicht, da es in seltenen Fällen zum Blutdruckabfall kommen kann. Während der Punktion sitzt die Frau oder liegt in Seitenlage. Die Hebamme hilft der Frau in eine günstige Position, damit sie dabei ihren Rücken rund machen kann. Nachdem der Katheter gelegt wurde, muss die Frau aufrecht sitzen, damit sich das Medikament gut verteilt. Nach dem Spritzen des Medikamentes sind noch weitere Blutdruckkontrollen erforderlich. Das Schmerzmedikament kann mehrmals nachgespritzt werden.

Betreuung des Kindes nach der Entbindung

Ähnlich wie in der Schwangerschaft und bei der Geburt bedürfen sowohl Mutter als auch Kind auch nach der Entbindung einer intensiven Betreuung und Unterstützung. Die Betreuung des Kindes ist durch Leitlinien, die gemeinsam von Geburtsmedizinern, Kinderärzten und Diabetologen entwickelt wurden, geregelt. Diese können bei der Arbeitsgemeinschaft der wissenschaftlichen medizinischen Fachgesellschaften im Internet eingesehen werden (http://www.leitlinien.net Nr.: 024/006). Leitlinien gelten als Orientierung, natürlich gibt es Variationen in den einzelnen Kliniken.

Verlegung in die Kinderklinik – ja oder nein?

Es war lange Zeit üblich, die Kinder von Diabetikerinnen die ersten 24 Stunden oder auch mehrere Tage in der Kinderklinik zu beobachten. In manchen Kliniken erfolgt auch jetzt noch routinegemäß die Verlegung auf eine Neugeborenenstation der Kinderklinik. Das bedeutet eine Trennung von Mutter und Kind, was man sonst durch »rooming in« möglichst vermeiden möchte. Sind die Voraussetzungen für eine Betreuung des Kindes durch eine in der Neugeborenenversorgung erfahrene Schwester erfüllt, sollte angestrebt werden, das Kind nach der Entbindung in der Geburtsklinik zu versorgen. Auf jeden Fall sollte das Kind innerhalb von 24 Stunden nach der Geburt und bei Auffälligkeiten sofort einem Kinderarzt vorgestellt werden.

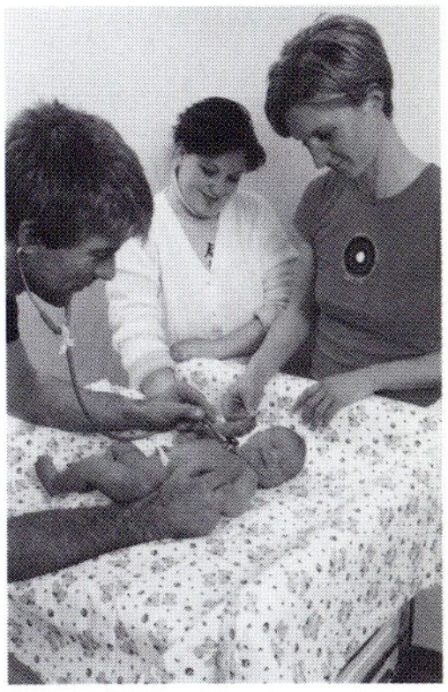

Der Kinderarzt untersucht das Neugeborene

Wodurch ist das Kind nach der Entbindung gefährdet?

Es gibt bestimmte Erkrankungen oder Beeinträchtigungen, auf die man bei Neugeborenen von Diabetikerinnen besonders achten muss. Das heißt nicht, dass sie nur bei diesen Kindern auftreten, sondern dass sie hier häufiger auftreten. Wir sehen einen engen Zusammenhang mit der Qualität der Blutzuckereinstellung in der Schwangerschaft und dementsprechend den Insulinspiegeln der Kinder. Ein Neugeborenes, dass keinen fetalen Hyperinsulinismus in der Schwangerschaft entwickelt hat, hat eine gute Chance auf eine ungestörte, gesunde Neugeborenenzeit.

Hypoglykämie (Unterzuckerung)

Das häufigste Problem für Kinder von Diabetikerinnen ist die Unterzuckerung nach der Entbindung. Das äußert sich wie beim Erwachsenen durch Zittern und Schlappheit bis zu Krampfanfällen. Manchmal sind jedoch auch keine äußerlichen Symptome sichtbar. Die kindliche Bauchspeicheldrüse (Pankreas) ist während der Schwangerschaft daran gewöhnt worden, viel Insulin zu produzieren, da von der Mutter viel

Eine Unterzuckerung des Neugeborenen muss unbedingt verhindert werden.

Zucker geliefert wurde. Es sind mehr und größere Zellen gebildet worden. Nach Durchtrennung der Nabelschnur fällt die Versorgung mit Zucker durch die Mutter plötzlich weg und das Kind muss nun seine eigenen Zuckerreserven mobilisieren, bis es nach circa 2–3 Tagen durch die Muttermilch versorgt wird. Die Bauchspeicheldrüse benötigt jedoch eine Weile, ihre Produktion von Insulin zu drosseln und den geringeren Zuckerspiegeln im kindlichen Blut anzupassen. Das kann insbesondere in den ersten Stunden nach der Geburt zur Unterzuckerung des Neugeborenen führen. Das Gehirn des Kindes benötigt ausreichend Zucker und eine länger anhaltende Unterzuckerung kann zu einer Schädigung des Gehirnes führen. Es wird deshalb eine Stunde nach der Geburt, gefolgt von regelmäßigen Kontrollen in den ersten 24 Lebensstunden, der Blutzucker des Kindes bestimmt. Dazu entnimmt man einen Blutstropfen aus der kindlichen Ferse. Liegt der Zuckerwert unter einem bestimmten Wert, sollte das Kind zuerst mit einer hypoallergischen Milchlösung oder Maltodextrin gefüttert werden. Erst wenn der Blutzucker dabei nicht deutlich ansteigt, muss die Verlegung in die Kinderklinik zur Glucoseinfusion erfolgen. Um zu verhindern, dass Ihr Kind unterzuckert, wird empfohlen am ersten Tag das Kind nach jedem Anlegen zusätzlich zu füttern. Wenn Sie konsequent vor dem Füttern anlegen, wird die Chance, Ihr Kind stillen zu können, nicht verringert. Das Risiko für Unterzuckerung steht und fällt mit der Stoffwechseleinstellung der Mutter während der Schwangerschaft und bei der Entbindung. Wenn das Kind von der Mutter während der Schwangerschaft nicht zuviel Zucker angeboten bekommt, kommt es nicht zu einer übermäßigen Stimulation der Bauchspeicheldrüse.

Polyglobulie (= viele rote Blutkörperchen)

Hohe Blutzuckerspiegel des Kindes wirken sich auch auf den Sauerstoffbedarf während der Schwangerschaft aus, da die Verarbeitung von Glucose in den Körperzellen Sauerstoff erfordert. Sauerstoff wird durch die roten Blutkörperchen (Erythrozyten) transportiert. Wenn der Sauerstoffbedarf hoch ist, müssen vom Knochenmark und der Leber entsprechend mehr Blutkörperchen produziert werden, damit mehr Transportkapazität besteht. Sportler nützen diesen Effekt und trainieren in großer Höhe, wo der Sauerstoffdruck geringer ist als in der Ebene, um mehr rote Blutkörperchen zu bekommen und leistungsfähiger zu werden. Haben die Kinder zuviel rote Blutkörperchen, ist das Blut sehr dickflüssig und kann durch die kleinen Blutgefäße nicht den Sauerstoff ins Gewebe transportieren. Die Kinder haben typischerweise eine rote Hautfarbe und wenn man z. B. an der Ferse kräftig drückt, dauert es lange, bis der weiße Fleck wieder rot wird – das Gewebe sich also wieder mit Blut füllt. Leider verstärkt sich die Polyglobulie, wenn die Kinder in den ersten Tagen an Gewicht verlieren. Sie verlieren hauptsächlich Wasser und dadurch wird das Blut noch dickflüssiger. In gravierenden Fällen muss das Blut des Kindes ausgetauscht werden.

Gelbsucht

Rote Blutkörperchen von Neugeborenen haben im Vergleich zu Erwachsenen eine kürzere Lebensdauer (70 Tage). Bei ihrem Zerfall wird der Blutfarbstoff Hämoglobin freigesetzt. Hämoglobin wird nach dem Umbau in der Leber über die Gallensäuren als Bilirubin in den Darm abgegeben. Ein Teil wird über den Darm wieder ins Blut aufgenommen. Funktioniert der Umbau in der Leber nicht regelgerecht oder ist der Abtransport aus dem Darm verzögert, reichert sich Bilirubin im Blut an. Es wird in der Haut abgelagert und die Neugeborenen bekommen eine typisch gelbe Gesichtsfarbe. Im Volksmund heißt das Gelbsucht, der Fachbegriff heißt Hyperbilirubinämie. Hohe Bilirubinspiegel können das Gewebe im Gehirn schädigen. Wenn die Gelbsucht rechtzeitig erkannt wird, reicht fast immer eine sogenannte Phototherapie, die Bilirubin so umwandelt, dass es direkt ohne Umbau in der Leber ausgeschieden werden kann. Bei leichter Gelbsucht empfiehlt es sich, dem Kind auf möglichst großen Hautflächen viel Licht zukommen zu lassen. Bei dem Klima in Deutschland ist das allerdings nur limitiert möglich, ohne dass das Kind auskühlt. Wichtig ist, dass die Kinder ausreichend trinken, damit der Abtransport des Bilirubins aus dem Darm unterstützt wird. Neugeborene von Diabetikerinnen haben erfahrungsgemäß häufiger eine Gelbsucht als andere Kinder. Das liegt zum einen daran, dass durch die hohe Anzahl von roten Blutkörperchen weniger Flüssigkeit im Blut ist und damit das Bilirubin im Blut konzentrierter ist. Zum anderen wird das Bilirubin in der Leber wegen der Hyperinsulinismus-bedingten Unreife verzögert umgebaut. Verstärkt wird diese Unreife der Leber, wenn, z. B. wegen schlechter Stoffwechseleinstellung, eine Entbindung vor dem Termin nötig war.

Bei der Neugeborenen-Gelbsucht lagert sich Bilirubin in der Haut ab.

Atemstörungen

In den Zeiten als die Kinder von Diabetikerinnen weit vor dem Termin entbunden wurden, waren Atemstörungen eine gefürchtete und häufige Komplikation. Die normale Unreife der Lungen bei Frühgeborenen wurde verstärkt durch die Verzögerung der Lungenreife bei Kindern mit hohen Insulinspiegeln. Deshalb versucht man heute möglichst nah an den errechneten Entbindungstermin zu kommen. Aber auch das Auftreten von Atemstörungen bei reifen Neugeborenen lässt sich durch eine gute Stoffwechseleinstellung positiv beeinflussen.

Zusätzliche Untersuchungen

Zusätzliche Untersuchungen, z. B. des Herzens, sind nur bei Auffälligkeiten notwendig.

Zusätzliche Untersuchungen wie eine Ultraschalluntersuchung des Herzens, der Nieren oder des Kopfes müssen nur durchgeführt werden, wenn das Kind z. B. durch ein lautes Herzgeräusch auffällt oder bei den Ultraschalluntersuchungen während der Schwangerschaft eine Besonderheit gesehen wurde. Durch hohe Insulinspiegel während der Schwangerschaft kann es zu einem übermäßigen Wachstum des Herzmuskels und der Herzscheidewand kommen, eine sogenannte kardiale Hypertrophie. In ausgeprägten Fällen kann sich dies in einer Beeinträchtigung der Herzfunktion äußern, bei der Mehrzahl der Kinder macht es sich jedoch nicht bemerkbar. Bis zum Alter von 4 Monaten hat sich die Dicke der Herzmuskulatur meist normalisiert.

Betreuung der Mutter nach der Entbindung

Direkt nach der Entbindung kann es sein, dass Sie für Stunden oder sogar einen ganzen Tag kein Insulin benötigen. Der Tag nach der Geburt ist gekennzeichnet durch eine extrem hohe Insulinempfindlichkeit. Selbst von sehr kleinen Insulindosierungen könnten Sie unterzuckern. Die Ursache liegt darin, dass nun die Schwangerschaftshormone fehlen, die das Insulin in seiner Wirkung abgeschwächt haben. Das dauert im Allgemeinen etwa zwei bis drei Tage. Sie merken das auch an einem völlig veränderten körperlichen und seelischem Empfinden. Plötzlich treten Gefühle von depressiver Niedergeschlagenheit auf, Sie machen sich um Kleinigkeiten Sorgen und sind den Tränen ganz nah. Viele der als groß erlebten Ängste drehen sich um das Kind. Jetzt brauchen Sie sehr viel einfühlsame Unterstützung. So finden Sie schnell die richtige Mischung aus Freude über das Kind und realistischer Besorgnis.

In den ersten 24 Stunden nach der Geburt reicht es aus, alle vier Stunden den Blutzucker zu testen, das können sie durchaus selbst machen. Häufig sind Sie aber etwas erschöpft und müde, so dass die regelmäßigen Blutzuckerkontrollen auch vom Krankenpflegepersonal der Entbindungsstation mit übernommen werden können. Auch Ihr Mann wird Sie unterstützen. Auf keinen Fall darf vergessen werden, auch nachts Blutzuckerkontrollen zu machen – ebenfalls alle vier Stunden.

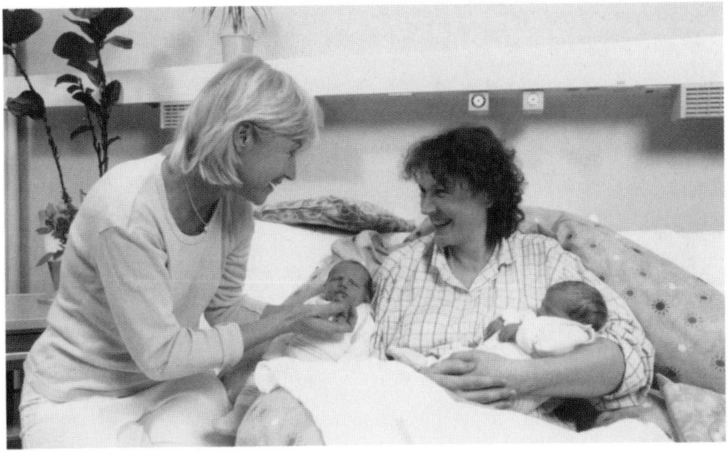

Zwillinge – doppeltes Glück.

Denn in einzelnen Fällen kann nach der Geburt der Insulinbedarf ganz schnell ansteigen. Sie merken das am ständig zu hohen Blutzucker, der kaum auf Insulinkorrekturen anspricht und unter Umständen schon wenige Stunden nach der Geburt über 300 mg/dl liegt. Eine Ketoazidose nach der Geburt sollte unbedingt vermieden werden. Aber keine Sorge: das ist selten.

Die Zielwerte nach der Geburt dürfen nun bewusst höher liegen und Blutzuckerwerte bis 180–200 mg/dl maximal dürfen Sie ruhig tolerieren, bevor Sie sehr vorsichtig einen kleinen Korrekturbolus auf einen Zielwert von etwa 100–140 mg/dl geben. Also: In den Tagen nach der Geburt sind Blutzuckerwerte zwischen 100 und 200 mg/dl völlig in Ordnung.

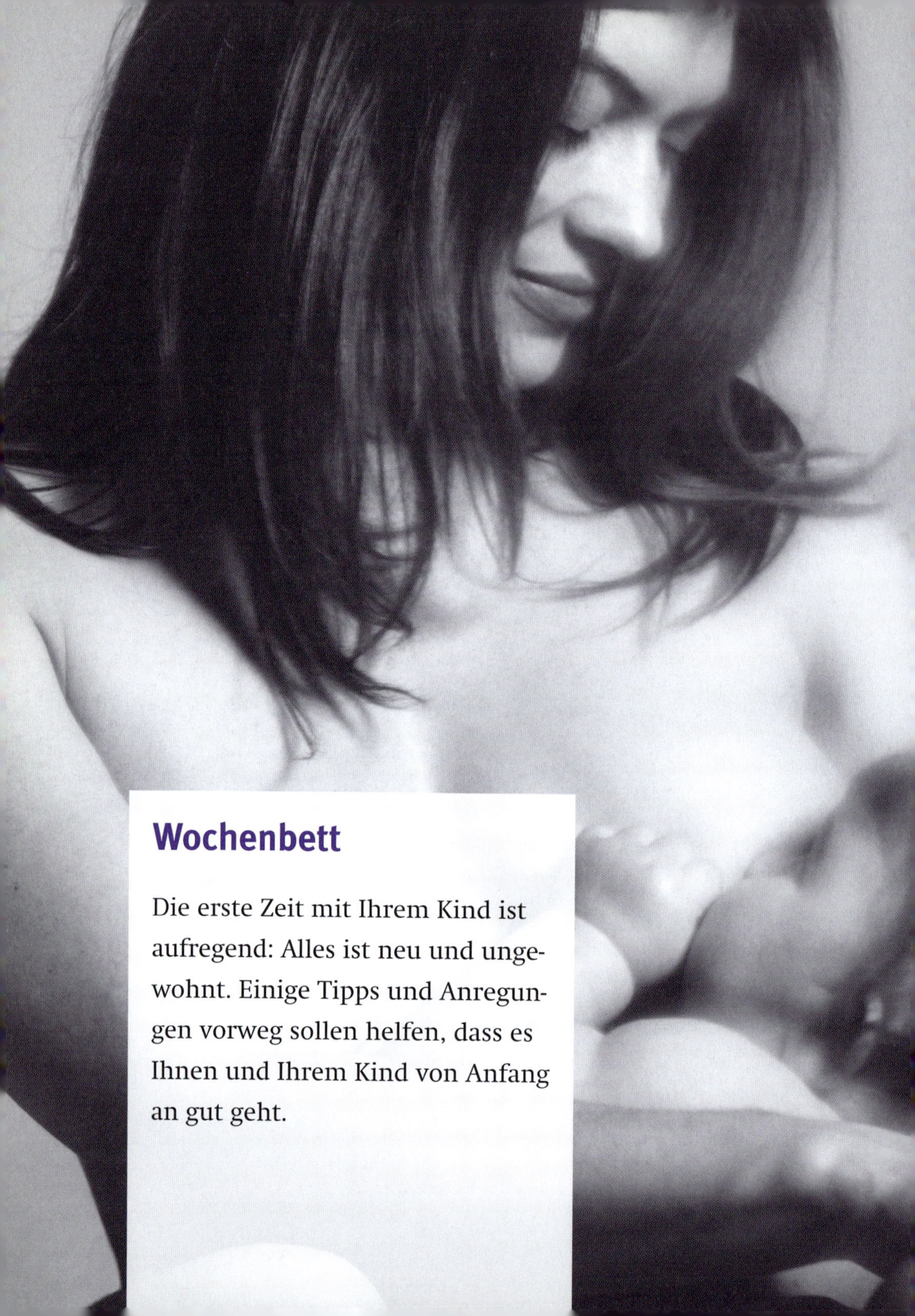

Wochenbett

Die erste Zeit mit Ihrem Kind ist aufregend: Alles ist neu und ungewohnt. Einige Tipps und Anregungen vorweg sollen helfen, dass es Ihnen und Ihrem Kind von Anfang an gut geht.

Stoffwechseleinstellung im Wochenbett

Etwa zwölf Stunden nach der Entbindung kann überlegt werden, wann wieder mit der Injektion von Basisinsulin begonnen werden soll oder die Insulinpumpe angelegt wird. Nun ist es wichtig, die richtige Insulinmenge zu nehmen. Orientieren Sie sich dabei an Ihrem Insulinbedarf vor der Empfängnis. Meistens wird dieser Insulinbedarf etwa zwei bis drei Tagen nach der Geburt wieder erreicht.

Dosierungen in den ersten Tagen

Es empfiehlt sich, am ersten Tag nach der Geburt nur kurzwirksames Insulin zu spritzen. Für die Nacht kann in etwa folgendes Vorgehen empfohlen werden: Sind seit der Entbindung 12 bis 24 Stunden vergangen, dann kann die Nachtbasis im Vergleich zu vor der Schwangerschaft sicher um 30 bis 50 % vermindert werden. Ist die Geburt vor mindestens 24 Stunden gewesen, ist eine Verminderung der Nacht-Basis um 20 bis 30 % ratsam. Nach 48 Stunden kann für die Nacht wieder die normale Basis-Dosis gegeben und am nächsten Morgen auch erstmals wieder die Tages-Basis gespritzt werden. Als Insulinpumpenträgerin können Sie das Gerät 12 bis 24 Stunden nach der Geburt wieder anlegen und die laufende Basalrate entsprechend den Vorschlägen zur Insulinverminderung bei Spritzen- oder Penbehandlung anpassen.

Nach ca. 48 Stunden können die normalen Basis-Dosierungen wieder gespritzt werden.

Alle hier gegebenen Dosishinweise, die sich gut bewährt haben, stellen kein allgemein gültiges Schema dar. Für Sie kann eine etwas andere Vorgehensweise in Frage kommen, z. B. nach einem Kaiserschnitt. Das liegt an der anfangs etwas eingeschränkten Nahrungsaufnahme. Und noch etwas Wichtiges: Wenn Sie das Gefühl haben, das Personal der Entbindungsstation ist mit Ihrem Blutzuckerstoffwechsel überfordert, bitten Sie darum, bei einem Diabetesarzt von der internistischen Abteilung Rat einzuholen. Sie können sicher sein, dass dafür Verständnis besteht.

Wenn die Geburt losgeht ist also das Wichtigste für »nach der Geburt«: einen Zettel mitnehmen, auf dem die letzte Insulindosis vor der Empfängnis eingetragen ist. Übrigens zeichnet sich eine für insulinbehandelte Schwangere vorbildliche Entbindungsabteilung dadurch aus, dass automatisch jeden Tag während der Wochenbettzeit ein für den Diabetes verantwortlicher Arzt bei Ihnen Visite macht, mit Ihnen die Blutzuckerwerte bespricht und mit Ihnen gemeinsam die Insulindosierungen für Basis und Bolus festlegt. Wenn Sie Ihre Entbindungsklinik suchen, fragen Sie doch einfach danach.

Dosierungen in der Stillzeit

An dieser Stelle möchten wir Ihnen noch einige Hinweise zum Insulinbedarf beim Stillen geben. Schon bald nach der Geburt werden Sie Ihr Kind stillen. Jedenfalls werden heute die Mehrzahl der Kinder von Müttern mit Typ-1-Diabetes ohne Probleme gestillt. Was heißt das für die Insulindosis? Es gibt hierfür keine allgemein verbindlichen Regeln, außer der, dass im Durchschnitt bis zu 25 % weniger Insulin benötigt wird im Vergleich zum Bedarf vor der Empfängnis. Aber das muss nicht in jedem Fall so sein. Jedenfalls müssen Sie damit rechnen, dass Ihre Insulindosis nach dem Abstillen steigt. Wenn Sie die Regeln der intensivierten Insulinbehandlung beherzigen, macht Ihnen dieser kleine Sprung der Blutzuckerwerte nach oben und die Insulinanpassung keine Schwierigkeiten.

Betreuung des Kindes im Wochenbett

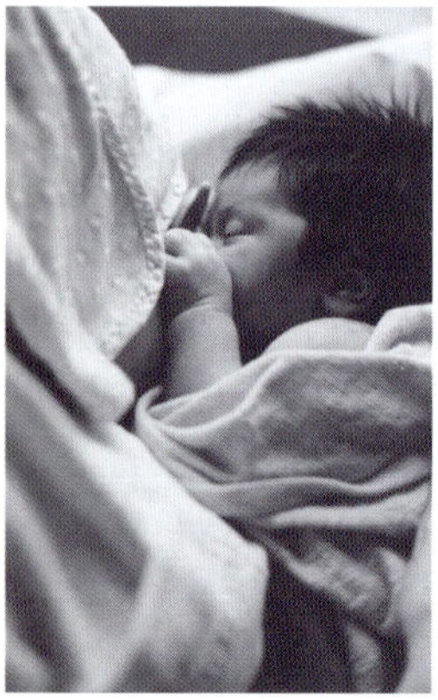

Die Geburt ist wohl die größte Veränderung im Leben: herausgeboren aus der Geborgenheit und Wärme der Gebärmutter, die bei jeder Bewegung eine sichere Begrenzung und Halt gab. Da erscheint es doch sinnvoll, dem Neugeborenen ein kleines Nest zu bauen, z. B. mit einem Stillkissen, oder einem zusammengerollten Handtuch im Kinderbett, damit es sich nicht allzu verloren fühlt. Alle Kissen müssen jedoch befestigt werden, damit Sie das Kind bei Lageveränderung nicht ersticken. Sorgen Sie für ausreichend Wärme, aber nicht indem sie die Wohnung auf Körpertemperatur heizen, sondern auch durch angemessene Kleidung. Immer eine Schicht mehr als Sie selbst an sich tragen, ist ein guter Maßstab.

Durch die ständigen Bewegungen der Mutter in der Schwangerschaft, wurde das Kind immer sanft geschaukelt, neun Monate lang, da kann es einem schon auch mal unheimlich werden, wenn sich das Bett nicht bewegt. Auf dem wiegenden Arm fühlt man sich da viel sicherer.

Über die Nabelschnur wurde das Baby mit allen notwendigen Nährstoffen versorgt, und jetzt plötzlich dieses unangenehme Gefühl im Bauch: Hunger! Wer bekommt da keine schlechte Laune, nur wir müssen nicht gleich losschreien, wir können uns ja selbst bedienen.

Durch die beruhigenden Geräusche vom Herzschlag der Mutter und das Pulsieren ihrer Blutgefäße, durch die Stimmen der Familie wird es immer versichert, es ist nicht allein. Das Leben ist nicht geräuschlos, das ruhige Zimmer eher etwas für uns. Für Babies ist nur etwas existent, wenn es wahrnehmbar, d.h. zu sehen, hören oder zu greifen ist. Somit kann sich ein Baby nicht vorstellen, dass die Eltern, die aus dem Blickfeld verschwunden sind, noch anwesend sind.

Eigentlich müssen Sie einfach nur eine ähnliche Umgebung für Ihr Baby schaffen, um ihm den Übergang so schonend wie möglich zu machen.

Körperpflege

Bei allen Babies schuppt sich früher oder später die erste Haut ab, was nicht bedeutet, dass das Baby eine trockene Haut bekommt. Nein, gegen Ende der Schwangerschaft hört die Haut des Ungeborenen auf, die Käseschmiere (Vernix) zu bilden, die die Haut im Fruchtwasser schützt. Je nach Reife des Neugeborenen ist noch mehr oder weniger von der Vernix erhalten. Achten sie auf die Stellen, wo die Haut am meisten beansprucht wird, so wie an den Hand- und Fußgelenken sowie in den Hautfalten im Windelbereich. Dort ist es sinnvoll, etwas schützende Crème aufzutragen.

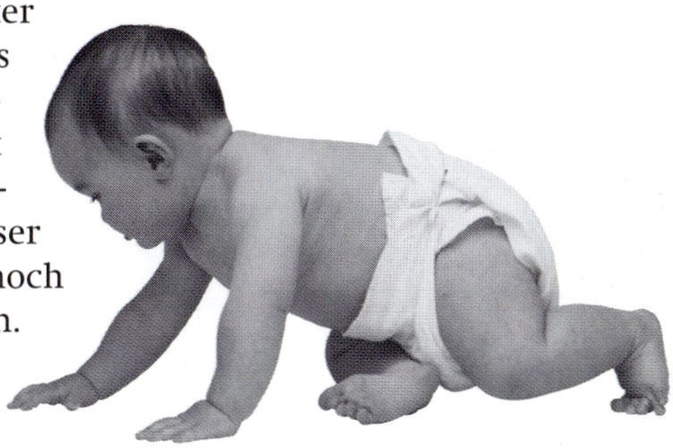

Ansonsten ist die Babyhaut sehr pflegeleicht und kann sich wunderbar selbst schützen und auch nach Rötungen oder kleinen Pickeln schnell regenerieren. Wird der Popo doch einmal wund, ist es besser, nur mit Wasser zu waschen, denn Seife, vor allem die häufig darin enthaltenen Duftstoffe/Parfüme greifen den Säureschutzmantel der Haut noch mehr an und trocknen die Haut aus. Nach dem Säubern ist es ganz wichtig, dass die Haut gut trocken ist. Falls sie eine Wärmelampe haben, ist das natürlich ideal, um das Baby noch für ein paar Minuten nackt liegen zu lassen, ansonsten ist auch ein Fön sehr hilfreich, der bei vielen Babies sehr beliebt ist, auch weil er so schön laut ist.

Muttermilch kann Wunden desinfizieren und unterstützt die Neubildung der Haut.

Auf Calendula Wundcreme reagieren Babies sehr gut, wenn sie wund sind und auch Muttermilch ist ein sehr guter Hautschutz: Durch die darin enthaltenen Antikörper hilft sie, Wunden zu desinfizieren und der Milchzucker unterstützt die Neubildung der Haut. Kleopatra hat zwar in Ziegenmilch gebadet, aber der wohltuende Effekt für die Haut von Milch und noch besser Muttermilch (kleines Schnapsglas voll) und ein paar Tropfen Mandelöl ist nicht zu überbieten. Einfach ins Badewasser geben.

Achten sie beim wunden Babypopo auch auf Ihre Ernährung. Zu scharfes oder zu saures Essen (Zitrusfrüchte) kann die Haut auch angreifen.

Für die Nabelpflege ist viel Luft (am besten die Windel umschlagen, oder Stoffwindeln verwenden) das Beste. Wenn der Nabel anfängt zu nässen oder zu riechen, eignet sich verdünnte Calendula-Essenz zum Säubern sehr gut. Wesecin-Puder von Weleda hilft den Nabel auszutrocknen und wirkt desinfizierend. Wenn der Nabelschnurrest abgefallen ist, den Nabelgrund weiter mit Calendula-Essenz reinigen, bis die Wunde ganz verschlossen ist, dann reicht Wasser.

Erkältungen

Auch der Nestschutz der Mutter durch die Muttermilch lässt nicht jeden Schnupfen vermeiden, vor allem, wenn es schon Geschwister gibt. Für die verstopfte Nase helfen 1–2 Tropfen Muttermilch in jedes Nasenloch geträufelt, oder wenn Sie keine Muttermilch zur Verfügung haben, 1–2 Tropfen 0,9-prozentige Kochsalz-Lösung (in jeder Apotheke in dieser Konzentration erhältlich). Eukalyptus-Öl kann mit 1–2 Tropfen auf die Kleidung oder das Schmusetuch getropft als Inhalat verwendet werden, es hilft beim Abschwellen der Schleimhäute. Bitte kein Menthol verwenden, zu scharf!

Blähungen

Die Ursache von Blähungen liegt häufig darin, dass die Darmflora des Neugeborenen noch nicht voll ausgereift ist. Die Darmbakterien, die die Nahrung in ihre Nahrungsbausteine zerlegen, damit sie über die Darmwand ins Blut aufgenommen werden können, müssen erst noch aufgebaut werden. Dadurch verweilt die Nahrung länger im Darm und es kommt zu Blähungen. Meistens betrifft dies die ersten 3 Lebensmonate. Wenn Ihr Kind zu Blähungen neigt, sollten sie auf Ihre Stillmahlzeiten achten. Legen sie Ihr Baby nicht zu häufig an, denn Muttermilch braucht 2–3 Stunden, um verdaut zu werden. Jeder neue Schluck Milch, der zu der halbverdauten Milch hinzukommt, verstärkt die Beschwerden. Auch die Brust braucht ihre 1–2 Stunden, um eine neue Mahlzeit zu produzieren.

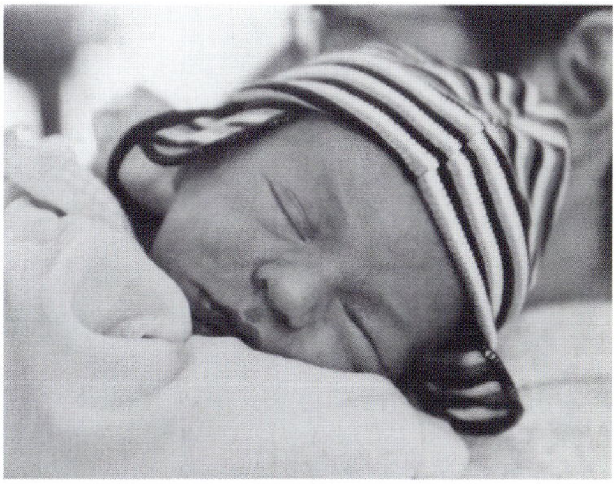

Achten sie auf Ihre Ernährung, zu Scharfes (die Bestellung beim Thai) oder zu Saures (Zitrusfrüchte) können die Blähungen verstärken. Essen sie am besten, was für unsere Region üblich ist, das belastet Ihr Verdauungssystem am wenigsten, da Ihr Körper dieses Essen gewöhnt ist. Bedenken sie auch, was dem Vater Verdauungsprobleme macht, das könnte Ihr Baby geerbt haben.

Denken sie bei manchen Beschwerden, die Ihr Baby hat, einfach daran, was sie bei sich selbst tun würden. Einen warmen Fencheltee, der die Verdauung fördert, eine Wärmflasche oder ein Kirschkernkissen. Eine sanfte Bauchmassage im Uhrzeigersinn, da so der Darm verläuft, mit einem »Bauchwehöl« (meist Kümmelöl) hilft, den Darm und die Luft in Bewegung zu setzen. Auch eine Fußmassage (Reflexzonen) oder ein warmes Bad mit oder ohne Öl sind sehr entspannend.

Auch Flaschenkinder neigen zu Blähungen, da gilt dieselbe Vorgehensweise. Babyersatznahrung kann auch mit Fencheltee zubereitet werden, das hilft auch!

Noch ein kleiner Satz zur Verdauung: bei vollgestillten Kindern kann die Verdauung sehr variieren, von einer vollen Windel bei jeder Mahlzeit bis einmal die Woche, sowie alles, was dazwischen liegt. Bei Kindern, die teilweise, oder nur Babynahrung erhalten, sollte der Stuhlgang bis zum 3. Tag gekommen sein.

Neugeborenengelbsucht

Die Neugeborenengelbsucht (Ikterus), hat nichts damit zu tun, wieviel Karotten Sie in der Schwangerschaft gegessen haben, was ältere Verwandte und Besucher gerne anmerken. Fast alle Neugeborenen werden innerhalb der ersten 2–4 Lebenstage mehr oder weniger gelb. Kinder von Müttern mit einem Diabetes mellitus haben häufig einen verstärkten Ikterus. Wichtig ist eine sorgfältige Beobachtung, wenn die Haut Ihres Babies gelb wird. Legen sie Ihr Kind möglichst häufig an, weil Muttermilch die Darmtätigkeit anregt und somit die Bilirubinausscheidung fördert. Ziehen sie es warm an, denn Babies verbrauchen noch sehr viel Energie, um Ihre Körpertemperatur aufrechtzuerhalten, das wäre sonst eine zusätzliche Belastung. Viel Licht hilft, das Bilirubin umzuwandeln, und macht es dem Körper leichter, es auszuscheiden.Viel Nähe, am besten Hautkontakt hilft Stress abzubauen, also ganz viel schmusen!

Verklebte Augen

Hat Ihr Baby verklebte Augen, was schnell durch Zugluft passieren kann, oder auch wenn die Tränengänge noch blockiert sind, hilft es, beim Waschen des Gesichtes die Augen mit abgekochtem Wasser, oder 0,9-prozentiger Kochsalzlösung von außen nach innen zur Nase hin zu säubern.

Auch bei verklebten Augen wirkt Muttermilch wie Medizin.

Wenn sie Muttermilch zur Verfügung haben, dann können sie bei jedem Stillen auch 1–2 Tropfen Muttermilch in die Augen träufeln. Tritt nach 1–2 Wochen keine Besserung auf, sollten sie eine Fachkraft zu Rate ziehen.

Das Wohlbefinden der Mutter

Auch um das Wohlbefinden der Frauen muss man sich kümmern, nur dann können sie gute Mütter sein. Mit der Geburt des ersten Kindes wird auch die Familie geboren, auch für die Eltern ist es ein Neubeginn, eine Zeit mit vielen Veränderungen. Lassen Sie sich viel Zeit, gönnen Sie sich viel Schlaf und Ruhe. Schlafen Sie, wenn Ihr Baby schläft auch. Es ist stressfreier, wenn Sie sich erst einmal dem Rhythmus des Kindes anpassen, als umgekehrt. Denn Sie müssen sich vorstellen, solange das Baby im Bauch war, hatte es den umgekehrten Rhythmus. Wenn Sie tagsüber unterwegs waren, hat Ihr Baby meistens geschlafen, da es ja immer schön geschaukelt wurde. Und meistens wurde es aktiv, wenn Sie abends müde nach Hause gekommen sind und sich ausruhen wollten. Hier sind gesammelte Erfahrungen, um das Erholen leichter zu machen und wieder fit zu werden.

Eine schöne Art, sich mit der neuen Mutterrolle vertraut zu machen und das Vertrauen des Kindes zu stärken, ist das Stillen. Hier können ein paar Tipps schon helfen, damit die Stillzeit für Mutter und Kind zu einer schönen Zeit wird.

Verletzungen des Damms

Wenn der Platz für das Köpfchen Ihres Kindes bei der Geburt nicht ausreichend war, und Sie eine Dammverletzung haben, sollten sie in den ersten Tagen Binden benutzen, die kein Plastik auf der Unterseite haben, damit die Luft besser zirkulieren kann. Wechseln Sie die Binden häufig, damit die Naht trocken bleibt.

Spülen Sie nach jedem Wasserlassen mit warmem Wasser, fönen Sie die Naht trocken oder bleiben sie eine Weile ohne Slip auf einem Handtuch in Ihrem Bett liegen. Direkt nach der Entbindung und in den ersten Tagen hilft auch die Anwendung von Eis. Nehmen Sie ein paar Slipeinlagen, lassen Sie sie mit Wasser vollsaugen und frieren sie ein, so haben Sie ein selbstgebasteltes Kühlelement. Seien Sie aber vorsichtig bei der Anwendung und lassen Sie sie nicht zu nahe an die Blase kommen, sonst droht Ihnen evtl. eine Blasenentzündung.

Pflegen Sie die Dammnaht durch Spülen mit warmem Wasser und anschließendem Fönen.

Ab dem 5. Tag können Sie auch Sitzbäder mit Calendula-Essenz, Tannolact (Eichenrinde) oder Kleie machen. Die Fäden lösen sich von alleine auf.

Stillen – Der beste Start ins Leben

Die Muttermilch ist in ihrer Zusammensetzung einmalig, und ideal den Bedürfnissen des Babies angepasst. Die darin enthaltenen Eiweißstoffe, Vitamine und Mineralstoffe schützen das Baby vor Infektionskrankheiten. Im Gegensatz zur Kuhmilch enthält es kein Fremdeiweiß, was vor Allergien schützt. Die Kohlenhydrate (Milchzucker) helfen, die im Darm notwendigen Bakterien (Lactobazillus bifidus) aufzubauen und erleichtern damit die Verdauung. Durch den geringen Anteil an Fett wird die Verdauung nicht zu stark belastet und die Immunabwehr unterstützt. Der intensive Kontakt zwischen Mutter und Kind, der bereits in der Schwangerschaft begonnen hat, setzt sich fort und das Vertrauen des Babies wird gestärkt.

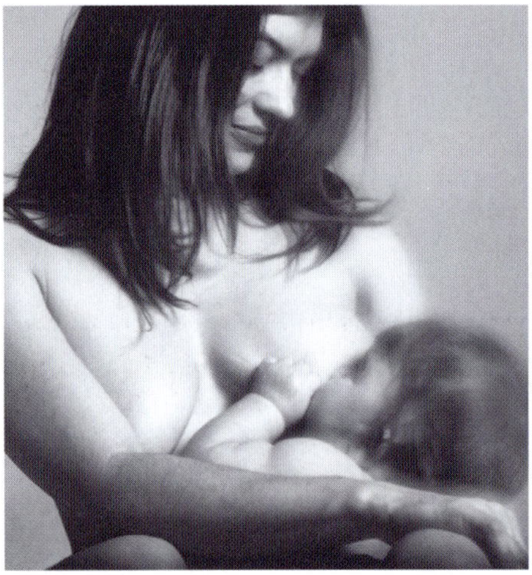

Kinder die gestillt werden, leiden weniger an Übergewicht, weil sie ein natürliches Sättigungsgefühl entwickelt haben.

Das Saugen an der Brust wirkt sich vorteilhaft auf die Kieferentwicklung aus.

Auch für die Mutter ist Stillen von Vorteil: Durch das Saugen an der Brust wird im Körper der Mutter das Hormon Oxytocin freigesetzt, was nicht nur den Milchfluss begünstigt, sondern auch die Rückbildung der Gebärmutter und damit eine Reduzierung des Blutverlustes. Muttermilch kostet nichts und Sie haben immer eine ausreichende, wohltemperierte und keimfreie Nahrung bei sich, die auch mal in der Umkleidekabine im Kaufhaus gegeben werden kann.

Ein paar Tipps für Diabetikerinnen

Ihr Blutzuckerspiegel entspricht nach der Geburt meistens wieder den Werten vor der Schwangerschaft, aber bedenken Sie, dass Sie durch das Stillen einen höheren Energieverbrauch haben, im Durchschnitt zwischen 500 und 1000 Kalorien mehr, und dadurch zusätzliche Kohlenhydrate benötigen, um einer Unterzuckerung vorzubeugen. Ihr Blutzuckerspiegel wird auch im Verlauf der Stillzeit variieren, da sich die Milchmenge dem wachsenden Baby anpasst und vermehrt.

Auch die Schlaf- und Wachphasen eines Neugeborenen sind am Anfang recht unregelmäßig, vergessen Sie nicht, dabei auf sich selbst zu achten. Manchmal hilft es, einen Wecker zu stellen, um die Blutzuckerkontrollen nicht zu vergessen. Vielleicht müssen Sie am Anfang der Stillzeit auch Kontrollen vor und nach dem Stillen durchführen, um den Insulinbedarf besser einstellen zu können.

Bereiten Sie sich kleine Snacks und Mahlzeiten rechtzeitig vor, um Sie griffbereit zu haben, und nutzen Sie die Schlafphasen Ihres Babies nicht zum Aufräumen, sondern zum Ausruhen, auch Besucher oder Hebammen können beim Besuch mal einen großen Schritt machen.

Am besten ist es, wenn Ihr Partner die erste Zeit nach der Geburt freinehmen könnte oder, wenn das nicht möglich ist, vielleicht jemand aus Ihrer Familie oder eine Freundin bei Ihnen sein kann, um sie zu entlasten. Wenn keiner Zeit hat, lassen Sie sich von Ihrem Arzt eine Haushaltshilfe verordnen, bis sich Ihr Diabetes gut kontrollierbar eingestellt hat.

Ein paar Tipps zum Anlegen

Stillen Sie nach Bedarf des Babies, in einer ruhigen Umgebung, damit das Baby nicht um ihre Aufmerksamkeit schreien muss. Entspannen Sie sich, sobald das Baby mit dem Saugen begonnen hat, um schmerzhafte Verspannungen (Kopf- und Nackenschmerzen) zu vermeiden. Ganz wichtig ist beim Stillen das richtige Anlegen, um wunde Brustwarzen zu vermeiden. Dazu einige Tipps:

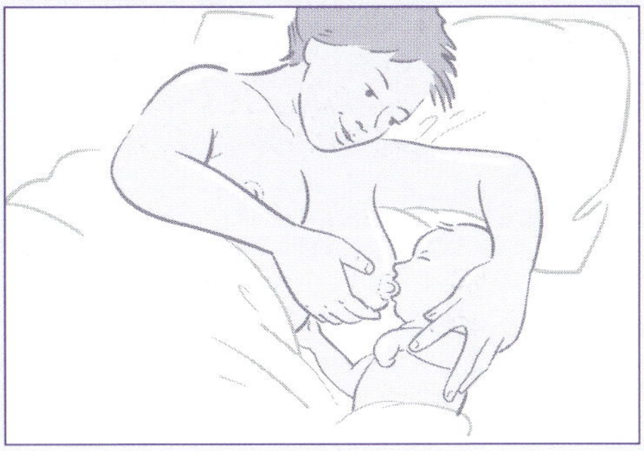

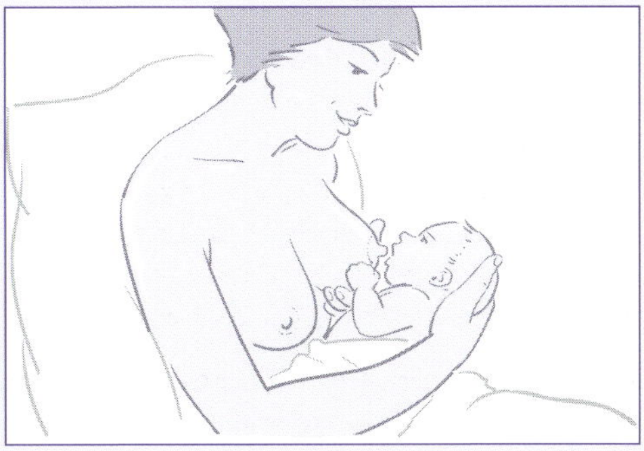

- Baby und Mutter müssen Bauch an Bauch sein, damit das Baby beim Trinken den Kopf nicht zu sehr drehen muss.
- Die Brustwarze sollte direkt gegenüber von dem Mund des Babies sein, damit es die Brustwarze nicht zu sehr in seine Richtung ziehen muss.
- Der Warzenhof sollte beim Trinken mitgefasst werden.
- Lassen sie nach dem Stillen den BH ruhig noch etwas offen, streichen Sie noch etwas Muttermilch aus, und lassen es eintrocknen, das ist die beste und einfachste Pflege für die Brustwarzen.
- Probieren Sie unterschiedliche Stillhaltungen aus, um die Brustwarzen zu entlasten.

Wenn die Brustwarzen trotzdem wund geworden sind, holen Sie sich einen guten Rat von ihrer Hebamme. Sie wird die Stilltechnik nochmal überprüfen, denn manchmal wird man auch nachlässig, wenn das Kind leicht an die Brust geht. Generell hilft in diesem Fall viel Luft und Sonne, wenn sie gerade scheint, ansonsten auch Rotlicht, die Lampe sollte aber mindesten 20–30 cm entfernt sein. Außerdem hat natürlich jede Hebamme ihre Mittelchen und Salben in ihrem Hebammenkoffer, auf die sie schwört:

- Calendula-Essenz, verdünnt mit Wasser (1–2 Teelöffel auf 1/4 l Wasser) mehrmals täglich auftragen,
- Johanniskrautöl,
- Beinwellsalbe (nach Stadelmann),
- Quarz, 0,4 % Gel (Weleda).

All diese Mittel können sehr hilfreich sein, man muss manchmal einfach ausprobieren, welches Mittel am besten hilft.

Milcheinschuss und Milchstau

Bei schmerzhaftem Milcheinschuss ist es wichtig, einen gut sitzenden BH zu tragen, der nicht zu eng ist, damit Milchgänge nicht abgedrückt werden, aber auch nicht zu groß, damit die Brust nicht noch praller wird. Wärmen sie die Brust vor dem Stillen (warme Umschläge, Duschen), damit die Milch leichter fließt. Ein leichtes Rollen der Brust zwischen den warmen Händen hilft, dass das geschwollene Gewebe sich etwas lockert. Nach dem Stillen, wenn die Brust nicht mehr so voll ist, helfen kühle Umschläge.

Bei einem fieberhaften Milchstau sollten sie am besten im Bett bleiben und sich eine Hebamme zu Rate ziehen. Milchstau entsteht häufig, wenn die Frauen zuviel Stress haben und überfordert sind. Durch Ihre Hebamme oder Ihren Arzt kann auch eine Haushaltshilfe beantragt werden, die ihnen hilft, Ihren Alltag zu meistern.

Zur Anregung der Milchbildung ist es ganz wichtig, viel zu trinken, häufiger anzulegen und vielleicht, wenn die Tage schon etwas zu turbulent waren, sich viel Ruhe zu gönnen. Termine, die nicht dringend sind, verschieben! Die Brust mit Milchbildungsöl zu massieren, regt ebenfalls die Milchbildung an.

Verdauung

Es ist ganz wichtig, dass auch der Darm seine Tätigkeit wieder aufnimmt und Sie nicht allzu viele Tage nach der Geburt warten, den Darm zu entleeren. Trinken Sie jeden Morgen noch vor dem Frühstück ein Glas lauwarmes Wasser, das ist sozusagen die Morgenwäsche von innen. Überlegen Sie, welche Lebensmittel es Ihnen immer leicht machen, auf die Toilette zu gehen. Massieren Sie Ihren Bauch im Uhrzeigersinn mit Kümmelöl und trinken sie viel, u.a. Fencheltee, das unterstützt die Verdauung. Wenn es Ihnen wieder besser geht, ist auch viel Bewegung sehr hilfreich.

Kreislauf

Wenn Ihr Kreislauf immer noch ein bisschen instabil ist, sollten Sie erst etwas frühstücken, bevor Sie sich unter die Dusche stellen. Trinken ist nicht nur wichtig für die Stillzeit, sondern es stabilisiert auch Ihren Kreislauf.

Wenn sie einen höheren Blutverlust hatten, gönnen Sie sich einen Kräuterblutsaft oder andere natürliche Quellen, um Ihre Blutwerte aufzupeppen, das gibt Ihnen auch neue Energie.

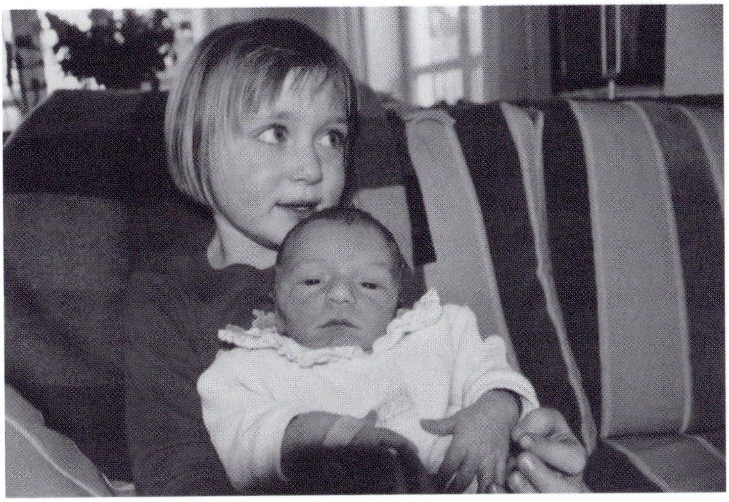

Geschwisterkinder freuen sich, wenn sie sich mit um das Baby kümmern dürfen.

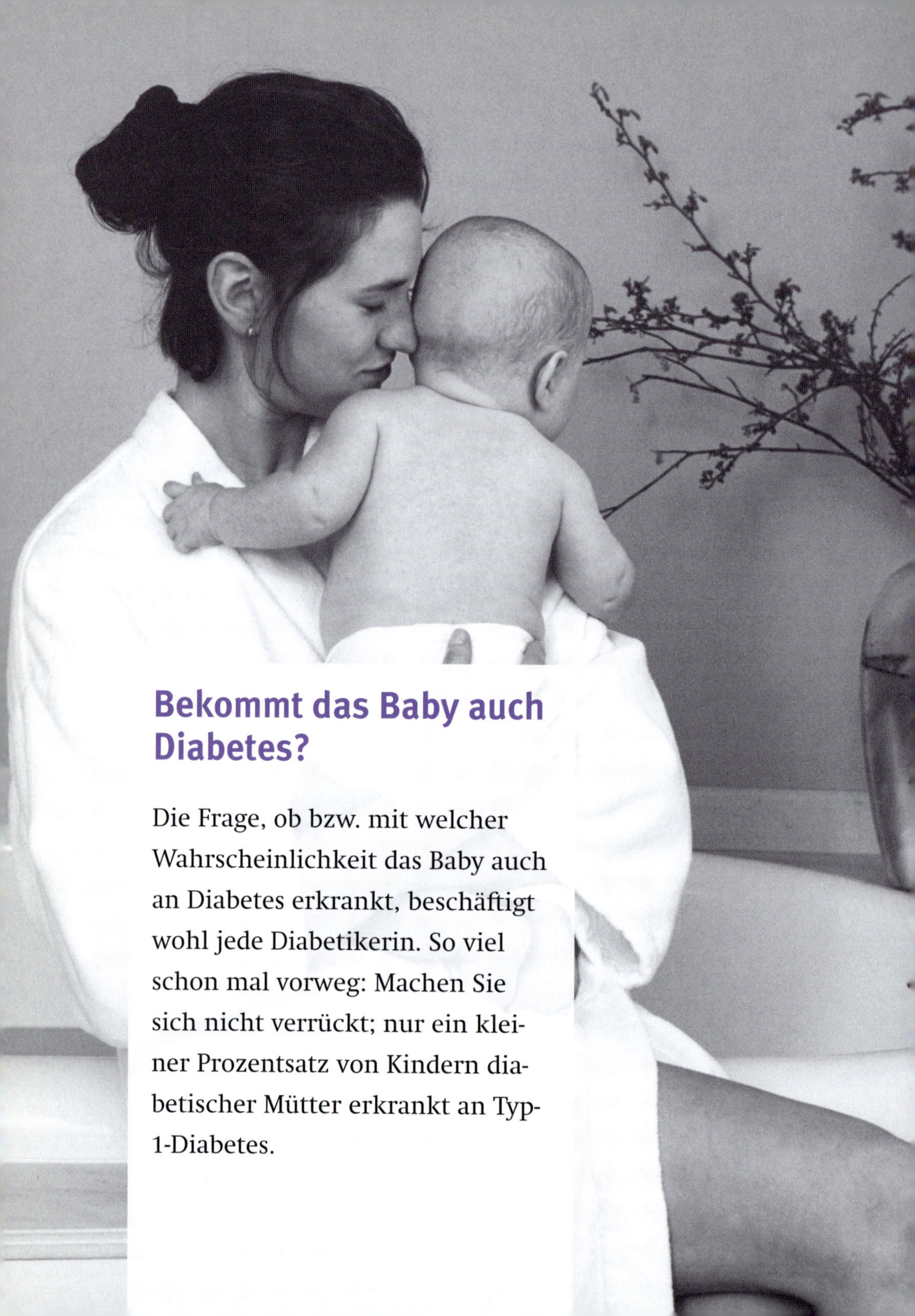

Bekommt das Baby auch Diabetes?

Die Frage, ob bzw. mit welcher Wahrscheinlichkeit das Baby auch an Diabetes erkrankt, beschäftigt wohl jede Diabetikerin. So viel schon mal vorweg: Machen Sie sich nicht verrückt; nur ein kleiner Prozentsatz von Kindern diabetischer Mütter erkrankt an Typ-1-Diabetes.

Wie groß ist das Risiko für mein Kind, an Diabetes zu erkranken?

Die meisten gesundheitlichen Risiken für das Kind einer Mutter mit Typ-1-Diabetes, wie z. B. Fehlbildungen oder Frühgeburt, lassen sich durch eine gute Stoffwechselkontrolle während der Schwangerschaft minimieren. Hingegen ist die Wahrscheinlichkeit für das Kind einer Typ-1-Diabetikerin, aufgrund der genetischen Veranlagung ebenfalls an Diabetes zu erkranken, nur begrenzt durch die Qualität der Diabeteseinstellung während der Schwangerschaft zu beeinflussen. Wie hoch das Risiko ist, hängt sehr davon ab, wer in der Familie an einem Diabetes Typ 1 erkrankt ist. Das jeweilige Diabetesrisiko für die Kinder, in Abhängigkeit von der erkrankten Person innerhalb der Familie, ist in der folgenden Tabelle zusammenfassend dargestellt. Warum Kinder von Müttern mit Diabetes Typ 1 ein geringeres Risiko als Kinder von Vätern mit Diabetes haben, ist bisher noch nicht geklärt. Die Tabelle gilt für das Auftreten eines Diabetes mellitus bis zum 25. Lebensjahr, es besteht jedoch eine starke Abhängigkeit von dem individuellen HLA-Muster.

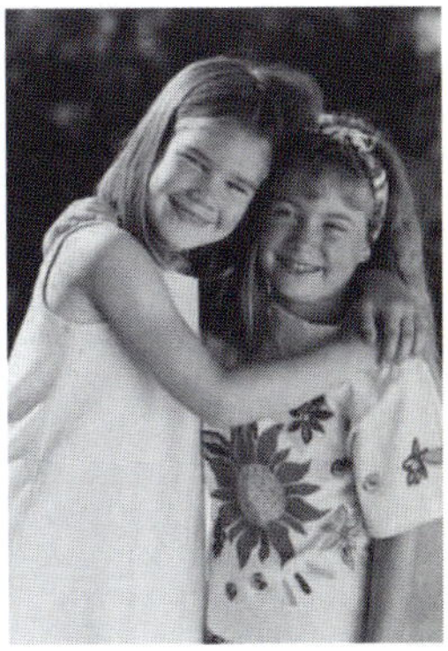

Häufigkeit des Typ 1 Diabetes bei den Kindern

Kinder ohne familiäre Belastung für Typ-1-Diabetes	0,3 %
Kinder mit familiärer Belastung für Typ-1-Diabetes	
Diabetes bei der Mutter	3–5 %
Diabetes beim Vater	5–7 %
Diabetes bei beiden Eltern	ca. 20 %
Diabetes bei einem Geschwisterkind	5 %
Diabetes bei einem eineiigen Zwilling	30–60 %

Warum erkranken die Kinder an einem Typ-1-Diabetes?

Warum erkranken nun ca. 5 % der Kinder diabetischer Mütter mit Typ-1-Diabetes, während die restlichen 95 % der Kinder diese Krankheit nie entwickeln werden? Nach heutiger Vorstellung sind drei Komponenten bei der Entstehung des Diabetes entscheidend: Erbfaktoren, Umweltfaktoren und eine Fehlregulation des Immunsystems.

Die genetische Veranlagung

Das Risiko für Typ-1-Diabetes wird durch bestimmte Gene beeinflusst.

Am besten weiß man über die Erbanlagen (= genetische Faktoren) Bescheid. Es sind knapp 20 Gene bekannt, die das Risiko für Typ-1-Diabetes beeinflussen. Das wichtigste Gen heißt *IDDM 1* und liegt auf dem Chromosom 6. Dieses Gen ist für die Struktur des sogenannten HLA-Komplex verantwortlich, der im Immunsystem eine wichtige Rolle spielt. Dieses Gen ist für ca. die Hälfte der genetischen Belastung verantwortlich, die restlichen Gene spielen im Vergleich dazu eine untergeordnete Rolle. Kinder von Angehörigen mit Typ-1-Diabetes erkranken häufiger an Diabetes, da die verantwortlichen Risikogene in den betroffenen Familien häufiger vorkommen.

Umwelteinflüsse und Ernährung

Bezüglich der Umweltfaktoren bestehen noch sehr große Wissenslücken. Man weiß aber inzwischen, dass der Autoimmunprozess (= Selbstzerstörung der Insulin-produzierenden Zellen der Bauchspeicheldrüse), der zum Typ-1-Diabetes führt, sehr früh im Leben der Kinder beginnt. Deswegen müssen auch die ursächlichen Umweltfaktoren bereits in den ersten zwei bis drei Lebensjahren einwirken. Diskutiert werden vor allem frühkindliche Ernährungsfaktoren, virale Erkrankungen (insbesondere des Darms) und Impfungen. Es ist wichtig zu wissen, dass Umweltfaktoren nicht generell das Risiko für Diabetes erhöhen, sondern teilweise auch schützend vor der Erkrankung wirken können. Seit 1989 werden in Deutschland innerhalb der BABYDIAB-Studie über 1500 Kinder von Eltern mit Typ-1-Diabetes seit Geburt an beobachtet. Es konnte kein negativer oder positiver Einfluss von viralen Erkrankungen und Impfungen bezüglich der Entstehung von Diabetes nachgewiesen werden. Es wird deswegen empfohlen, Kinder von Eltern mit Typ-1-Diabetes genauso wie Kinder von Eltern ohne Diabetes entsprechend den Ratschlägen und Richtlinien der Kinderärzte zu impfen. Auch die Stilldauer beeinflusst das Erkrankungsrisiko bei Kindern von Müttern oder Vätern mit Typ-1-Diabetes nicht. Der Empfehlung der Kinderärzte, Kinder sechs Monate zu stillen, sollte aber Rechnung getragen werden, da der allgemein günstige Effekt des Stillens, z. B. hinsichtlich des Schutzes vor Allergien, nachgewiesen ist. Zudem konnte erst vor kurzer Zeit als wichtiger Risikofaktor für die Entstehung von Typ-1-Diabetes die zu frühe Einführung von Getreideprodukten in die Säuglingsernährung beschrieben werden. So erkranken Kinder diabetischer Eltern, die vor dem dritten Lebensmonat Getreideprodukte erhielten, fünfmal häufiger an Diabetes. Die grundsätzliche Empfehlung der deutschen Kinderärzte lautet, Getreideprodukte (z. B. Zwieback, Haferflocken) erst ab dem sechsten Lebensmonat zu füttern und wir können diese Empfehlung bezüglich der Ernährung bei Kindern diabetischer Eltern nur unterstreichen!

Kann ich die Entstehung des Diabetes bei meinem Kind verhindern?

Eine sichere Methode, Typ-1-Diabetes zu verhindern, gibt es bislang nicht. In Deutschland besteht aber für Kinder von Müttern oder Vätern mit Typ-1-Diabetes die Möglichkeit, innerhalb von Studien an Präventionsprogrammen teilzunehmen. Bei diesen Präventionsstudien wird aus dem Nabelschnurblut (Blutentnahme nach dem Durchtrennen der Nabelschnur, also ohne Belastung für das Kind) eine genetische Untersuchung durchgeführt. Es werden die oben beschriebenen HLA-Gene untersucht. Bei ca. 90 % der Kinder stellte sich heraus, dass kein erhöhtes genetisches Risiko für einen Diabetes besteht und in diesem Fall sind keine besonderen Maßnahmen notwendig. Finden sich bei dem Neugeborenen aber die genetischen Risikomarker, ist das Diabetesrisiko des Kindes hoch, d. h. eins von fünf dieser Kinder wird an einem Typ-1-Diabetes erkranken. In diesem Fall können Eltern im Rahmen von Studien an einer Erprobung von verschiedenen Ernährungsformen der Kinder teilnehmen. Die deutsche BABYDIÄT-Studie hat das Ziel, mit einer

Bei Präventionsstudien wird eine genetische Untersuchung durchgeführt.

innerhalb der ersten 12 Lebensmonate in Hinblick auf die Getreideauswahl veränderten Ernährung, den diabetesassoziierten Autoimmunprozess zu verhindern. Nähere Informationen bezüglich dieser Studie bekommen Sie beim Institut für Diabetesforschung und Krankenhaus München-Schwabing unter der Telefonnummer 089–30793114 oder per email prevent.diabetes@lrz.uni-muenchen.de. Alternativ können Kinder auch in der sogenannten TRIGR-Studie betreut werden. In dieser Studie werden die Milchproteine in der Ernährung verändert. Kontakt zu den Betreuern dieser Studie kann über das Diabeteszen-trum für Kinder und Jugendliche des Kinderkrankenhaus auf der Bult in Hannover aufgenommen werden, Telefon: 0511/8115340 oder über das Internet unter www.trigr.de.

Achten Sie bei der Betreuung Ihres Kindes besonders auf eine ausgewogene Ernährung und dem Einhalten des Normalgewichts.

Kinder von Diabetikerinnen weisen zusätzlich zu ihren genetischen Veranlagung für Diabetes, abhängig von der Einstellung des Blutzuckers der Mutter während der Schwangerschaft (z. B. innerhalb von wissenschaftlichen Untersuchungen messbar am fetalen Insulinspiegel), ein erhöhtes Risiko für Störungen des Blutzuckerstoffwechsels während der Kindheit und Adoleszenz auf. Auf eine ausgewogene Ernährung und dem Einhalten des Normalgewichtes sollte deswegen auch im weiteren Verlauf der Kinderbetreuung besonders geachtet werden. Hierzu sei auch angemerkt, dass mit stark steigender Tendenz derzeit 20 (!) % der Kinder in Deutschland übergewichtig sind und bereits 1 % dieser Kinder an Typ-2-Diabetes leidet. Diskutiert wird übrigens auch, dass übergewichtige Kinder früher an Typ-1-Diabetes erkranken als normalgewichtige Kinder. Ein Grund mehr, die Kinder gesund und ausgewogen zu ernähren.

Empfehlungen für Kinder von Müttern mit Typ-1-Diabetes

Zusammenfassend kann man folgende Empfehlungen festhalten:

- Die Kinder entsprechend den kinderärztlichen Richtlinien »normal« impfen!
- Die Kinder sechs Monate stillen (aus allgemein-präventiven Gründen)!
- Getreideprodukte erst nach dem sechsten Lebensmonat in die Ernährung einführen (dies verringert wahrscheinlich das Risiko für Typ-1-Diabetes)!
- Die Kinder und Jugendlichen im weiteren Verlauf gesund ernähren; die Kinder sollen normalgewichtig sein!

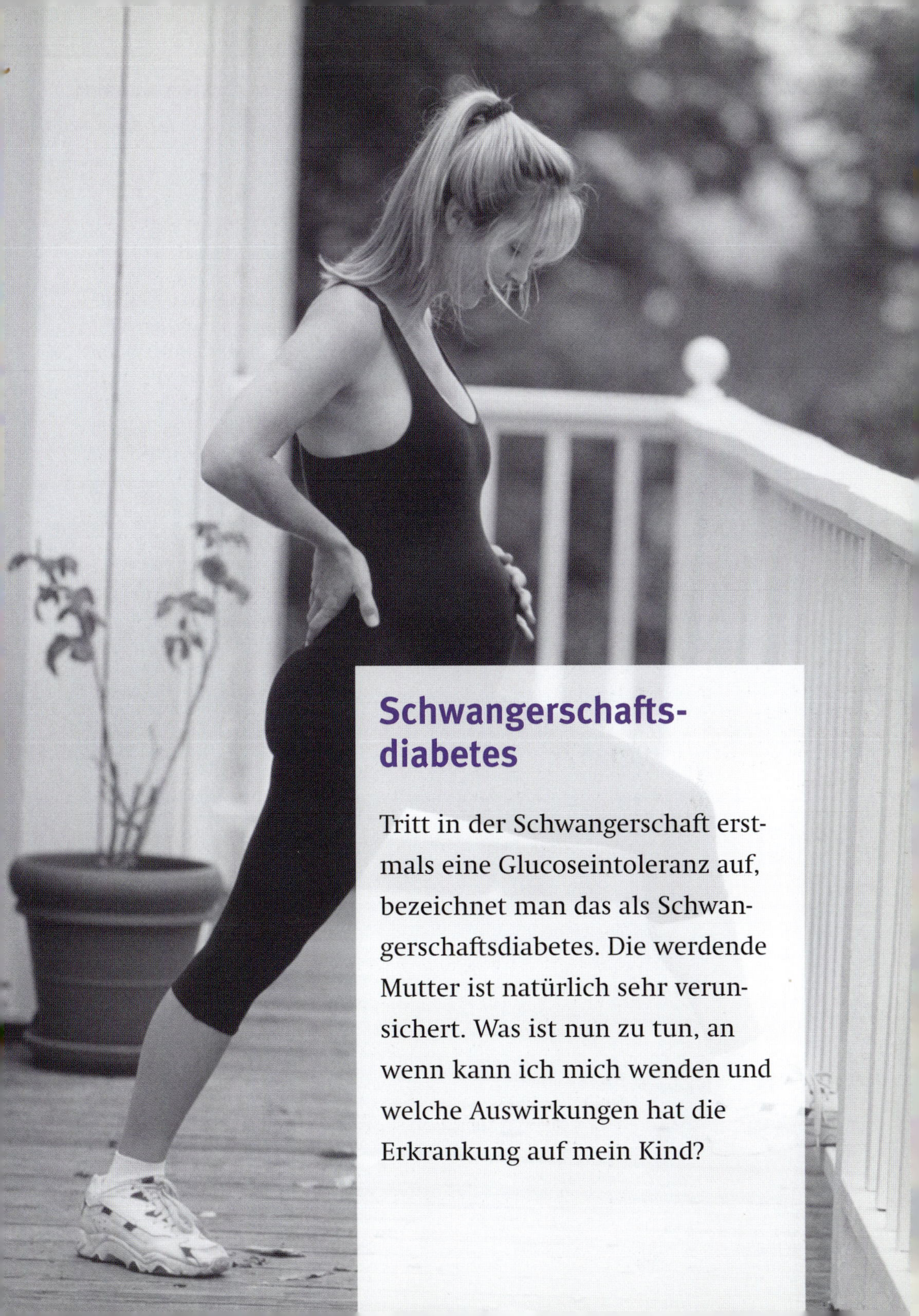

Schwangerschafts-diabetes

Tritt in der Schwangerschaft erstmals eine Glucoseintoleranz auf, bezeichnet man das als Schwangerschaftsdiabetes. Die werdende Mutter ist natürlich sehr verunsichert. Was ist nun zu tun, an wenn kann ich mich wenden und welche Auswirkungen hat die Erkrankung auf mein Kind?

Leitlinien

Die Prinzipien der Diagnostik und Therapie des Schwangerschaftsdiabetes (= Gestationsdiabetes) sind in offiziellen Empfehlungen beschrieben, auf die sich alle Fachgesellschaften, die an der Betreuung von Schwangeren mit Diabetes beteiligt sind, geeinigt haben. Das heißt, es waren sowohl Geburtsmediziner/innen, Diabetologen/innen und Kinderärzte/innen mit Schwerpunkt Neugeborenenversorgung (Neonatologen) involviert. Der Inhalt der folgenden Kapitel über Schwangerschaftsdiabetes folgt den offiziellen Empfehlungen, die im Internet unter http://www.leitlinien.net Nr. 057/008) oder über die deutsche Diabetesgesellschaft (www. deutsche-diabetes-gesellschaft.de) einsehbar sind. Zum Anschauen für die ganze Familie gibt es auch einen Videofilm, der auf sehr persönliche Art und Weise in deutsch und türkisch über Entstehung, Auswirkungen und Behandlung von Schwangerschaftsdiabetes informiert. Ihr Arzt/in kann ihn bestellen über www.femedia.de oder 030-6004-8486, Sekretariat Vivantes Klinikum Neukölln, Berlin.

Was ist eigentlich Schwangerschaftsdiabetes?

Schwangerschaftsdiabetes bezeichnet eine in der Schwangerschaft erstmals auftretende Glucoseintoleranz.

Schwangerschaftsdiabetes oder Gestationsdiabetes, wie die Mediziner sagen, ist definiert als eine erstmals in der Schwangerschaft auftretende oder diagnostizierte Störung der regelrechten Aufnahme von Zucker in die Körperzellen. Man nennt das auch Glucoseintoleranz (Glucose = Zucker). Gemeint ist dabei jedoch nicht nur der weiße Zucker, mit dem wir süßen. Zucker ist in allen Nahrungsmitteln, die so genannte Kohlenhydrate beinhalten, vorhanden. Kohlenhydrate sind der Hauptbestandteil unserer Ernährung, ein wesentlicher Teil unserer Energie entsteht durch die Verwertung von Kohlenhydraten in den Körperzellen. Insulin fördert den Transport von Zucker in die Zellen. Im Gegensatz zu einer Schwangeren mit vorbestehendem Diabetes entsteht Schwangerschaftsdiabetes erst durch die hormonellen Umstellungen in der Schwangerschaft. Die Schwangerschaftshormone, die zum Erhalt und Gedeih der Schwangerschaft benötigt werden, wie Östrogene, Gestagene, Wachstumshormone und Plazentahormone, haben eine gegensätzliche Wirkung zum Insulin. Deshalb benötigt der Körper ca. ab Ende des zweiten Schwangerschaftsdrittels mehr Insulin. Ist die Bauchspeicheldrüse nicht der Lage, entsprechend mehr Insulin zu produzieren, verbleibt der vom Darm aufgenommene und der von der Leber produzierte Zucker im Blut und es kommt zu erhöhten Blutzuckerspiegeln der Mutter.

Aktuelle Auswirkungen auf die Schwangerschaft

Die Folgen des Schwangerschaftsdiabetes für das Kind leiten sich aus der Reaktion der kindlichen Bauchspeicheldrüse auf das erhöhte Angebot von Blutzucker durch die Mutter ab. Die Bauchspeicheldrüse muss verstärkt Insulin produzieren, um den Zucker in die Körperzellen aufnehmen zu können. Dadurch entsteht ein sogenannter Hyperinsulinismus. Die Auswirkungen entsprechen den bereits beschriebenen Problemen bei Schwangerschaften mit vorbestehendem Diabetes.

Unterschiede zum Typ-1-Diabetes

Ein gravierender Unterschied zwischen einem Schwangerschaftsdiabetes und einem vorbestehenden Diabetes besteht darin, dass ein gut behandelter Schwangerschaftsdiabetes nicht mit einem erhöhten Risiko für einen Fruchttod verbunden ist, den wir leider beim vorbestehenden Diabetes manchmal nicht verhindern können. Ein zweiter Unterschied betrifft die Frühschwangerschaft. Manche Diabetikerinnen haben zum Zeitpunkt der Empfängnis sehr hohe Blutzuckerwerte, wenn sie zum Beispiel ohne vorherige Verbesserung ihrer Zuckereinstellung schwanger geworden sind. Die hohen Zuckerwerte stören die Organbildung beim Kind, die in den ersten 10–12 Wochen stattfindet. Dadurch entstehen häufiger angeborene Fehlbildungen. Da Schwangerschaftsdiabetes normaler Weise erst weit nach Abschluss der Organbildung entsteht, gibt es nicht häufiger Fehlbildungen als bei gesunden Schwangeren. Sind allerdings insbesondere die Nüchternblutzuckerwerte bei der Diagnose bereits sehr hoch oder wird die Diagnose schon im ersten Schwangerschaftsdrittel gestellt, besteht die Möglich-

Schwangerschaftsdiabetes entsteht meist erst nach Abschluss der Organbildung.

keit, dass der Diabetes unerkannt schon vor der Schwangerschaft bestanden hat. Dann sollte bei der erweiterten Ultraschalluntersuchung, dem Organschall, sehr sorgfältig auf Veränderungen insbesondere des Herzens geachtet werden.

Auswirkungen für die werdende Mutter

Für den Körper der Mutter stellt der Schwangerschaftsdiabetes akut meist kein Problem dar. Die Blutzuckerwerte steigen selten in einen Bereich, der für die Mutter bedrohlich sein könnte. Die gefürchteten Spätkomplikationen bei Diabetes spielen bei der begrenzten Dauer der Schwangerschaft keine Rolle.

Bei Gestationsdiabetes kommt es häufiger zu Infektionen, vorzeitigen Wehen und Bluthochdruck.

Das bereits beschriebene Risiko für vorzeitige Wehen, hervorgerufen durch eine höhere Infektionsanfälligkeit und durch vermehrtes Fruchtwasser gilt allerdings auch für Schwangerschaftsdiabetikerinnen. Wir sehen zudem häufiger einen erhöhten Blutdruck, der aber oft durch Übergewicht – einem wichtigen Risikofaktor für Schwangerschaftsdiabetes – bedingt ist.

Häufigkeit und Diagnose

Schwangerschaftsdiabetes ist eine der häufigsten Schwangerschaftserkrankungen und betrifft 4–5 % aller Schwangeren. Erkannt wird ein Schwangerschaftsdiabetes durch einen Zuckerbelastungstest (oraler Glucosetoleranztest), bei dem vor sowie 1 und 2 Stunden nach Trinken einer Lösung mit 75 Gramm Zucker ein Blutstropfen aus der Fingerbeere entnommen und der Blutzuckerspiegel bestimmt wird. Werden bei 2 der 3 Blutproben bestimmte Grenzwerte überschritten, spricht man von einem Schwangerschaftsdiabetes. Ist nur ein Wert erhöht, liegt eine geringgradige Störung der Glucosetoleranz vor. Die deutschen medizinischen Fachgesellschaften haben sich dafür ausgesprochen, dass diese wie ein Schwangerschaftsdiabetes behandelt wird.

Grenzwerte

Die zur Zeit gültigen Grenzwerte für einen normalen Zuckerbelastungstest in der Schwangerschaft sind 90 mg/dl für den Nüchternwert, 180 mg/dl für den Ein-Stundenwert und 155 mg/dl für den Zwei-Stundenwert. Die Bestimmung muss mit einer sogenannten qualitätskontrollierten Methode durchgeführt werden, am besten im Labor. Die Handmessgeräte, die Diabetiker zur Selbstkontrolle ihrer Blutzuckerwerte verwenden, sind zu ungenau, um zuverlässig die Diagnose der Schwangerschaftsdiabetes zu stellen. Wer schon einmal in der Familie oder im Freundeskreis mit Diabetes zu tun hatte, dem wird vielleicht auffallen, dass diese Werte deutlich niedriger sind, als bei Nichtschwangeren. In der Schwangerschaft müssen wir jedoch immer berücksichtigen, dass noch ein zweites Wesen mitisst. Der Körper der Frau stellt sich schon in der Schwangerschaft so um, dass zuerst das Kind versorgt wird. Wer bereits Mutter ist, kann bestätigen, dass diese Konditionierung scheinbar lebenslang anhält. Gerade Zucker geht besonders leicht durch die Plazenta (Mutterkuchen) zum Kind über, sodass wir bei der Mutter bei dem Zuckertest nur den ihr verbleibenden Zucker messen.

Grenzwerte für einen normalen Zuckerbelastungstest:
Nüchternwert: 90 mg/dl
1-Stundenwert: 180 mg/dl
2-Stundenwert: 155 mg/dl

Über die Grenzwert für den Zuckertest wird viel diskutiert. Sie werden vielleicht bei Ihrer Recherche über andere Werte stolpern. Das liegt daran, dass die zur Zeit verwendeten Grenzwerte sich von einer Studie aus dem Jahre 1964 ableiten, die das Risiko für die Mutter untersuchte, später einen Diabetes zu bekommen. So müssen wir zugeben, dass wir bis heute noch nicht genau wissen, ob diese Werte auch das Risiko für das Kind wiederspiegeln. Um dies zu untersuchen, hat vor 2 Jahren eine weltweite Studie (HAPO) mit 25 000 Schwangeren begonnen. Die Ergebnisse werden wir hoffentlich 2006 haben. In einigen deutschen Gesundheitsprojekten und auch in den Angeboten von einigen Krankenkassen wird als Diagnose nur ein Ein-Stundenwert mit Grenzwert bei 160 mg/dl verwendet. Dies beruht auf Untersuchungen des Insulingehalts des Fruchtwasser in einer Klinik in Graz/Österreich. Dieser gibt indirekt Auskunft über die Insulinkonzentration im kindlichen Blut, also darüber, ob ein fetaler Hyperinsulinismus vorliegt. Bei einem Wert von 160 mg/dl hatten 8 % der Kinder erhöhte Insulinwerte im Fruchtwasser, allerdings wurden keine Angaben darüber gemacht, wie stark die Werte erhöht waren. International wird zur Diagnose eines Schwangerschaftsdiabetes immer ein kompletter Zuckerbelastungstest mit 2 erhöhten Werten gefordert.

Wer soll wann getestet werden ?

Es wird viel diskutiert, welche Schwangere denn nun wann und wie getestet werden soll. Sie werden sich vielleicht gewundert haben, warum Ihrer Freundin kein Test angeboten wurde oder warum bei einer anderen Frau aus dem Geburtsvorbereitungskurs schon zu Beginn der Schwangerschaft ein Schwangerschaftsdiabetes festgestellt wurde und bei Ihnen erst im 8. Monat. Manche Frauen müssen selbst für den Test bezahlen, bei anderen rechnet der Frauenarzt/in über die Krankenkasse ab. Das liegt darin begründet, dass das Risiko, einen Schwangerschaftsdiabetes zu bekommen, individuell unterschiedlich ist. Bei Frauen mit sogenannten Risikofaktoren bezahlt die Kasse den Test. Bei Risikofaktoren, die auf der Familiengeschichte oder der eigenen Vorgeschichte beruhen, wird der Test bereits sehr früh in der Schwangerschaft durchgeführt werden; sonst erst wenn eine Auffälligkeit auftritt, wie ein zu großes Kind in der Ultraschalluntersuchung oder Zucker im Urin.

Bei Frauen mit Risikofaktoren wird sehr früh in der Schwangerschaft ein Test durchgeführt.

Eine Untersuchung auf Urinzucker steht jeder Frau zu und es gehört schon fast zur Begrüßung in der Arztpraxis, dass die Frau auf die Toilette geschickt wird. Das ist der Status quo in Deutschland. Leider wird durch dieses sehr selektive Vorgehen nur ein Teil der Schwangeren mit Schwangerschaftsdiabetes erkannt oder viel zu spät erkannt. Wenn 4 Wochen vor der Entbindung mit einer Therapie begonnen wird, lässt sich häufig nur noch das Schlimmste abwenden. Der Urinstix auf Zucker versagt bei 90 % der Fälle von Schwangerschaftsdiabetes. Deshalb geht der Trend und die Empfehlung der Experten dahin, allen Schwangeren einen Zuckerbelastungstest mit 24–28 Schwangerschaftswochen anzubieten; bei Frauen mit Risikofaktoren schon im ersten Schwangerschaftsdrittel. Das nennen wir Blutzuckerscreening im Gegensatz zum Urinzuckerscreening. Als Variante zu dem vollständigen Zuckerbelastungstest kann auch erst ein verkürzter Zuckertest mit nur 50 Gramm aufgelöster Glucose und Bestimmung des Blutzuckers nur nach 1 Stunde durchgeführt werden. Überschreitet der Zucker 140 mg/dl muss dann zur endgültigen Diagnose ein vollständiger Zuckerbelastungstest angeschlossen werden. Der verkürzte Test hat den Vorteil, dass man ihn nicht nüchtern durchführen muss, sondern in den normalen Vorsorgetermin integrieren kann. Der Nachteil ist, dass im Falle eines erhöhten Wertes eine zweite Vorstellung zu einem kompletten Zuckertest nötig ist. Nur durch dieses Blutzuckerscreening bei jeder Schwangeren wird bei keiner Frau ein Schwangerschaftsdiabetes übersehen.

Therapie des Schwangerschaftsdiabetes

Die Therapie besteht aus Ernährungsumstellung, Blutzuckerkontrolle, körperlicher Aktivität und evtl. Insulin.

Die Therapie des Schwangerschaftsdiabetes basiert ähnlich wie bei nicht schwangeren Diabetikerinnen auf der Ernährungsumstellung, körperlicher Aktivität, Blutzuckerkontrollen und eventuell zusätzlich Insulin. Nachdem die Diagnose Schwangerschaftsdiabetes meist durch den Frauenarzt gestellt ist, sollte die Schwangere ohne Zeitverzögerung zur Schulung an eine sogenannte Diabetes-Schwerpunkteinrichtung überwiesen werden. Das kann die Praxis eines Diabetologen/in sein oder eine spezielle Beratungsstelle an großen Geburtskliniken. Genauso wie für Schwangere mit vorbestehendem Diabetes gilt auch für Frauen mit Schwangerschaftsdiabetes, dass die behandelnden Ärzte/innen Erfahrung in der Betreuung von Schwangeren mit Diabetes haben sollten.

Während Nichtschwangere langsam in ihre Rolle als Diabetikerinnen hineinwachsen und sich kleine »Fehltritte« nur auf ihren Körper auswirken, müssen Frauen mit Schwangerschaftsdiabetes im Zeitraffer lernen, mit ihrem Stoffwechsel umzugehen. Dazu kommen die Ängste, dem Kind zu schaden, wenn sie etwas nicht richtig machen und der Druck der Familie, wenn sie doch mal gesündigt haben. Keine einfache Situation.

Ernährungsumstellung

Am Anfang der Therapie steht eine Ernährungsberatung. Entsprechend der Größe und dem Gewicht der Schwangeren wird die benötigte Anzahl an Kalorien berechnet, die schon den Mehrbedarf im 2. und 3. Schwangerschaftsdrittel berücksichtigt. Das sind 30 kcal/Kilogramm Körpergewicht bei Frauen mit Normalgewicht und 25 kcal bei übergewichtigen Frauen (Body Mass Index > 27 kg/m^2). Die Ernährung sollte ungefähr zu 40 bis maximal 50 % aus Kohlenhydraten, 25 % Eiweiß und 25 % Fett bestehen. Jede Nährstoffgruppe hat einen unterschiedlichen Energiegehalt. Aus diesen Berechnungen ergibt sich dann eine bestimmte Anzahl von sogenannten Broteinheiten (BE) oder Kohlenhydrateinheiten (KE = Menge eines blutzuckerverändernten Nahrungsmittels, das 10 g Zucker enthält), die die betreffende Schwangere essen darf. Eine BE entspricht ca. 50 kcal. So darf zum Beispiel eine 1,70 m große Schwangere 18 BE essen. Da die Bauchspeicheldrüse einer Frau mit Schwangerschaftsdiabetes nicht genügend Insulin herstellen kann, um Kohlenhydrate in großen Mengen in die Körperzellen einzuschleusen, ist es ratsam, die Gesamtanzahl der BE in drei Haupt- und drei Zwischenmahlzeiten aufzuteilen. Entsprechend dem individuellen Tagesrhythmus, dem kulturellen Hintergrund und den persönlichen Vorlieben entwirft dann eine geschulte Ernährungsfachkraft einen Kostplan. Wird der Kostplan eingehalten, kommt es oft zu einer leichten Gewichtsreduktion von 1–2 kg. Das ist völlig unbedenklich. Auch flacht die Kurve der Gewichtszunahme oft ab. Solange das Kind nicht im Wachstum weit unter die Norm fällt, ist auch das unbedenklich. Selbst Frauen, die sonst versuchen diszipliniert zu essen, um ihr Gewicht zu halten, lassen manchmal in der Schwangerschaft alle Zwänge fallen und essen »für zwei«. Dementsprechend verläuft die Gewichtszunahme am Anfang der Schwangerschaft. Für die eine Frau bedeutet diese Ernährungsumstellung eine weitreichende Veränderung Ihrer Essensgewohnheiten, für eine andere Frau nur der Verzicht auf Süßigkeiten, Kuchen und Eis. Aber auch das kann schwer genug sein und kostet viel Disziplin und Kooperation der Umwelt. Es wird ja nicht gerade leichter, mit unserem Bedürfnis nach Schokolade umgehen, wenn der Partner sich in unserer Anwesenheit einen Schokoladensnack leistet. Sehr hilfreich ist es, wenn der Partner oder andere wichtige Familienmitglieder an der Ernährungsberatung teilnehmen. Das erleichtert das Verständnis und die Integration der veränderten Ernährungsweise in den Familienalltag. In gewissen Kulturkreisen gilt es als unhöflich, wenn eine Schwangere immer wieder das ständig angebotene Essen ablehnt. In traditionellen türkischen Familien wird an der Gewichtszunahme der Schwangeren abgelesen, ob die Familie des Ehemannes gut für sie sorgt. Niemand lässt sich gern nachsagen, dass er die Schwiegertochter hungern lässt. Das Informationsvideo »Schwangerschaftsdiabetes« kann hilfreich sein für Familie und Verwandte, um Verständnis für die veränderte Lebensweise der Schwangeren zu entwickeln. Im Endeffekt kann aber die ganze Familie profitieren und Spaß bekommen an einer gesunden, ausgewogenen Ernährung.

Die Ernährungsumstellung fällt leichter, wenn der Partner mitmacht.

Blutzuckerselbstkontrolle

Nach der Ernährungsberatung sollte die Frau die Blutzuckerselbstkontrolle mit einem Handmessgerät erlernen und Blutzuckerwerte vor den drei Hauptmahlzeiten und eine Stunde nach Beginn der Mahlzeiten messen. Das sind insgesamt 6 Messungen. Wie häufig diese Tagesprofile durchgeführt werden sollten, ist individuell unterschiedlich. Im Allgemeinen werden zwei Tagesprofile in der Woche empfohlen. Die Geräte haben einen Speicher, der mindestens 100 gemessene Werte aufnimmt. Das heißt, dass auch der Wert von Oma, der Nachbarin, Ihrem Kind oder Partner gespeichert werden, die am Anfang unbedingt auch mal Ihren Zucker wissen wollen. Das führt dann zu Ratespielen und eventuell besorgten Kommentaren beim nächsten Termin in der Diabetessprechstunde: ist der Wert von 250 mg/dl wirklich von Ihnen ? Bis sich dann herausstellt, dass die Oma wohl ihre Zuckertabletten wieder nicht genommen hat. Manchmal entdecken wir jedoch auch einen Diabetes bei der Nachbarin, die ewig nicht beim Arzt/in war.

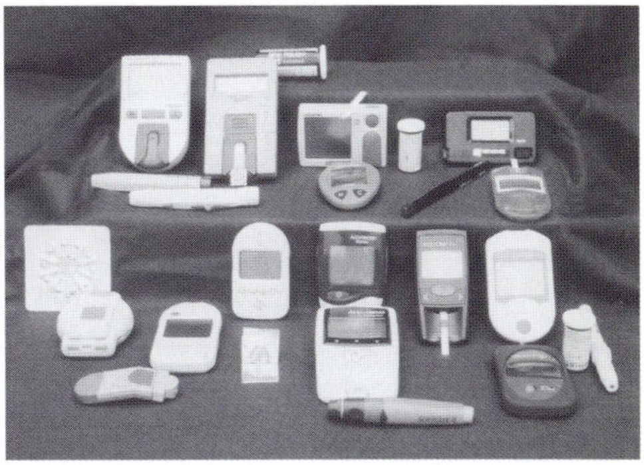

Derzeit gebräuchliche Blutzucker-Messgeräte (aus: Standl/Mehnert: Das große TRIAS-Handbuch für Diabetiker, TRIAS Verlag 2001).

Genauigkeit von Handmessgeräten

Die Handmessgeräte zur Blutzuckerbestimmung sind schon kleine Wunderwerke, wenn man bedenkt, wie aufwändig die Bestimmung in einem Labor ist. Aber dementsprechend schleichen sich auch Fehler ein, die zu falschen Blutzuckerwerten führen. Da ist erst einmal die Messungenauigkeit, die wir dem Gerät zugestehen müssen. Die liegt bei +/–10 %. Bitte wundern Sie sich nicht, wenn Sie einmal 140 mg/dl messen und 5 Minuten später 150 mg/dl. Manchmal liegt es aber auch daran, dass der Bluttropfen nicht groß genug war oder Sie noch schnell der Tochter ein Stückchen geschälten Apfel in den Mund geschoben haben und in der üblichen Hektik das Händewaschen vergessen haben. Um größere Fehler zu vermeiden oder aufzudecken – auch im Gerät –, sollte deshalb einmal im Monat bei Ihrem behandelnden Arzt/in ein mit Ihrem Gerät gemessener Blutzuckerwert mit der Bestimmung im Labor verglichen werden.

Körperliche Aktivität – Sport

Körperliche Aktivität unterstützt die Normalisierung der erhöhten Blutzuckerwerte einerseits durch den Verbrauch von Energie, anderseits wird die Wirkung des Insulins erleichtert. Zweiteres nennt man Insulinsensitivität und es bedarf eines regelmäßigen Trainings über einige Wochen, um einen Effekt zu sehen. Geeignet sind für Schwangere Ausdauersportarten wie Joggen bzw. schnelles Spazierengehen, Schwimmen und Fahrradfahren. Im Straßenverkehr fühlen Sie sich vielleicht beim Fahrradfahren mit zunehmendem Bauchumfang nicht mehr ganz so sicher, aber es lohnt sich, im Bekanntenkreis nachzufragen, ob noch jemand ein verstaubtes Standfahrrad im Keller hat, das mit guten Vorsätzen für Heimsport angeschafft wurde. Wem Fahrradfahren wegen des Bauches und der Gefahr von Wehen nicht angenehm ist, kann es mit Armsport versuchen. Als Bestandteil der Schulung für Frauen mit Schwangerschaftsdiabetes haben Krankengymnastinnen der Geburtsklinik des Vivantes Klinikums in Berlin ein Armsportprogramm für Schwangere entworfen, das im Internet angeschaut werden kann (www.geburtshilfe-berlin.de). Die Idee entstammt einer Erzählung einer Ärztin aus Santa Barbara in Kalifornien, Lois Jovanovic, die ihren vornehmlich mexikanischen Schwangeren riet, abends beim Fernsehen Armübungen mit zwei Dosen Fri-

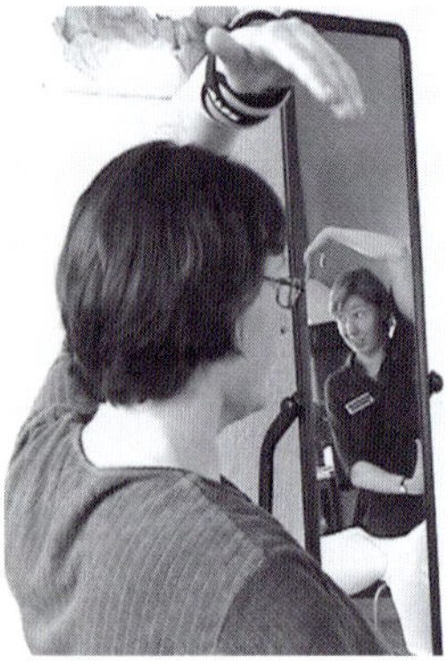

Armsport für Schwangere

Sport statt Spritze?

Konsequenter Sport kann sogar verhindern, dass eine Frau mit Schwangerschaftsdiabetes, die trotz konsequenter Diät erhöhte Blutzuckerwerte hat, Insulin spritzen muss. Das konnte bei einer Studie in Los Angeles/USA sehr eindrücklich und amüsant gezeigt werden, die ein Arzt aus Deutschland durchgeführt hat. Er motivierte übergewichtige mexikanische Frauen, die noch nie im Leben Sport gemacht hatten, 3-mal in der Woche in der Klinik für 45 Minuten angestrengt auf einem Fahrrad zu strampeln. Darunter fielen ihre Blutzuckerwerte und ihre Kinder wurden genauso gesund geboren, wie Kinder von Frauen, die Insulin gespritzt haben. Es hat nie wieder jemand geschafft, eine ähnliche Studie mit so guter Mitarbeit von Patientinnen durchzuführen. Was war sein Geheimnis ? Alle Frauen liebten den charmanten, gut aussehenden blonden jungen Doktor mit den blauen Augen.

joles (schwarze Bohnen) zu machen. Die Frauen dort haben weder Geld für ein Standfahrrad, noch gibt es immer Bürgersteige, auf denen man spazieren gehen kann. Warum also nicht mal Tagesthemen oder einen Krimi anschauen, während die Frau auf dem Fahrrad strampelt oder Armsport macht, statt auf dem Sofa zu liegen. Am effektivsten ist Sport nach dem Essen. Messen Sie mal zwei Stunden nach dem Essen Ihren Blutzucker mit und ohne körperliche Aktivität nach dem Essen. Sie werden über den Unterschied staunen. Es muss auch nicht immer ein gezieltes Sportprogramm sein. Versuchen Sie, mehr Aktivität in den Alltag zu integrieren: Treppensteigen statt Fahrstuhl, Laufen statt mit dem Auto um die Ecke zu fahren, die Tagesereignisse mit dem Partner beim Abendspaziergang besprechen etc. Natürlich sollten geburtshilfliche Gründe gegen körperliche Aktivität beachtet werden.

Insulintherapie

Manchmal muss man sich jedoch eingestehen, dass die konsequenteste Diät und das Sportprogramm nicht ausreichen, um die Blutzuckerwerte zu senken. Da hilft nur noch Insulin. Das betrifft ca. 15–30 % aller Frauen mit Schwangerschaftsdiabetes.

Helfen Ernährungsumstellung und Sport alleine nichts, muss mit der Insulintherapie begonnen werden.

Hohe Blutzuckerwerte der Schwangeren als Indikation für Insulin

Tabletten, die den Blutzucker senken oder die Aufnahme von Zucker im Darm reduzieren (orale Antidiabetika), sind in der Schwangerschaft nicht zugelassen, auch wenn eine Studie in den USA im Jahr 2000, die den Nutzen von Antidiabetika in der Schwangerschaft untersucht hat, für viel Diskussion gesorgt hat. Orale Antidiabetika gehen zum Teil über die Plazenta zum Kind über und man weiß einfach noch zu wenig über die Auswirkungen auf die Entwicklung des Kindes. Außerdem lassen sich die Zuckerwerte nicht so genau einstellen wie mit Insulin.

Wir gehen davon aus, dass Blutzuckerwerte nüchtern über 90 mg/dl, eine Stunde nach dem Essen über 140 mg/dl und nach 2 Stunden über 120 mg/dl auf Dauer für das Kind nicht gut sind. Das heißt, dass Ihre Blutzuckerwerte mehrfach diese Grenzwerte überschreiten müssen, bevor eine Insulintherapie empfohlen wird. Keine Angst, wenn Sie einmal zu Ihrem Geburtstag den Versuchungen der köstlichen Torte erlegen sind. Das macht Ihrem Kind nichts aus.

Dicker Bauch des Kindes als Indikation für Insulin

Wie bereits ausgeführt, neigen die Kinder von Diabetikerinnen dazu, zu groß zu werden. Sie nehmen vor allem im Bereich des Körperstammes zu, während die Knochen normal wachsen (s. S. 95). Wenn Erwachsene sich übermäßig ernähren, macht es sich auch am Bauch zuerst bemerkbar. Die Größe des Bauchumfangs gibt uns somit einen Anhalt, ob sich Ihr Schwangerschaftsdiabetes bei Ihrem Kind bemerkbar macht. Manchmal sehen wir bei Frauen mit relativ hohen Blutzuckerwerten normal gewachsene Kinder, die auch nach der Entbindung keine Probleme haben. Andererseits können auch Kinder von Müttern mit nur grenzwertig erhöhten Blutzuckerwerten einen Bauchumfang haben, der weit über dem Normalen liegt. Wie kommt das? Zwischen Mutter und Kind ist die Plazenta zwischengeschaltet, die selbst einen Teil der Nährstoffe aus dem mütterlichen Blut verbraucht. Wir wissen also nicht genau, wieviel beim Kind ankommt. Das hängt von vielen Faktoren ab. Zudem reagieren Kinder individuell unterschiedlich auf das hohe Zuckerangebot durch die Mutter. Nicht jedes Kind entwickelt einen Hyperinsulinismus. Deshalb macht es Sinn, bei der Entscheidung für oder gegen Insulintherapie das Wachstum, also den Bauchumfang, des Kindes mit zu berücksichtigen. Bei normalem Wachstum können eventuell etwas höhere Blutzuckerwerte toleriert werden, während bei einem dicken Kind schon bei niedrigeren Werten der Mutter eine Insulintherapie zumindest erwogen werden sollte.

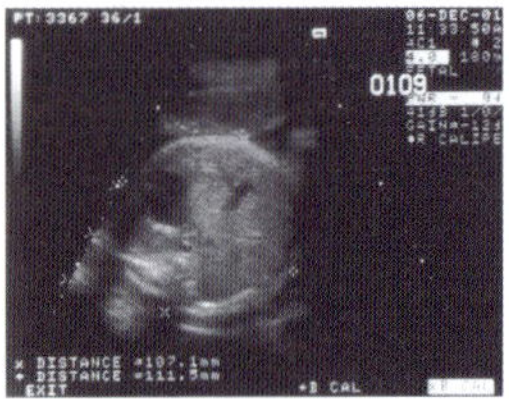

Im Ultraschall ist der Bauchumfang des Babys gut zu erkennen.

Wie spritze ich Insulin und wieviel?

Insulin wird entweder am Oberschenkel oder am Bauch unter die Haut (subcutan) gespritzt, möglichst immer an einer anderen Stelle. Für Schwangere ist das Spritzen am Bauch manchmal unangenehm. Es gibt sogenannte Insulinpens (wie große Kugelschreiber), die mit Insulin gefüllt sind. Mit Hilfe eines Rädchens am Ende des Pens lässt sich die genaue Anzahl von Insulineinheiten einstellen, die unter die Haut abgegeben werden soll.

Die Zeiten sind zum Glück vorbei, in denen das Insulin mit einer Spritze aus einem Glasfläschchen gezogen werden musste und Diabetikerinnen nur mit Kühlbox für das Insulin auf Reisen gehen konnten. Obwohl das Insulin stabiler geworden ist, sollten Sie jedoch die Pens, die Sie gerade nicht benötigen, im Kühlschrank aufbewahren. Eine Insulinpumpe, die für Frauen mit vorbestehendem Diabetes wegen der schwierigen Einstellung gelegentlich in der Schwangerschaft sinnvoll ist, wird bei Schwangerschaftsdiabetes nur sehr selten benötigt. Die Anzahl der Insulineinheiten und die Art des Insulins, das gespritzt wird, hängt von Ihren Blutzuckerwerten ab. Bei hohen Nüchternwerten braucht man ein langwirksames Insulin, das abends gespritzt wird und die ganze Nacht über wirkt. Das sind sogenannte Verzögerungsinsuline, die langsam aus dem Gewebe in den Blutkreislauf abgegeben werden und durchschnittlich 12 Stunden wirken können. Sind die Werte tagsüber auch vor dem Essen hoch, kann ein solches Insulin auch morgens geben werden. Das wirkt dann als Basis den ganzen Tag. Das ist aber bei Frauen mit Schwangerschaftsdiabetes eher selten, da das Problem ja das nicht ausreichende Insulin bei Nahrungsaufnahme ist. Man ersetzt es durch kurzwirksames Insulin, das eine halbe Stunde vor dem Essen gespritzt wird und ungefähr drei Stunden wirkt. Wundern Sie sich nicht: Verzögerungsinsulin sieht im Gegensatz zu kurzwirksamen Insulin trübe aus. Das heißt nicht, dass es schlecht geworden ist. Je nachdem, ob die Blutzuckerwerte in dem gewünschten Bereich liegen, wird die Insulindosis erhöht oder auch mal reduziert. Erfahrene Diabetikerinnen gestalten ihre Insulinanpassung selbst und haben eine bewundernswerte Virtuosität entwickelt, mit Insulin zu spielen. Das braucht viele Jahre, überfordern Sie sich als Schwangerschaftsdiabetikerin nicht. Sogenannte Insulinanaloga, das sind sehr schnell wirksame Insuline, sind zur Zeit in der Schwangerschaft nicht zugelassen.

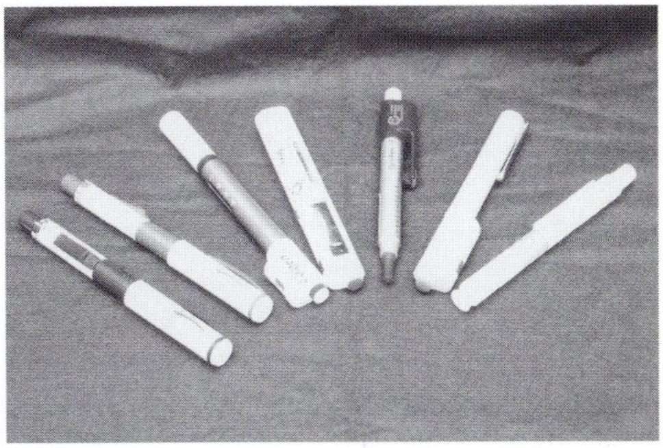

Eine Auswahl aktueller Pens (aus: Standl/Mehnert: »Das große TRIAS-Handbuch für Diabetiker«, TRIAS Verlag 2001).

Nach dem Spritzen: Essen nicht vergessen

Insulin wirkt, egal ob Sie nach dem Spritzen essen oder nicht. Man stelle sich folgendes höchst realistisches Szenario vor: Mittags 13:00, die Kartoffeln brauchen noch eine knappe halbe Stunde, der Rest des Essens müsste bis dahin auch fertig sein. Also spritzen Sie

Ihr Insulin, um dann gemeinsam mit der Familie/Partner/Freunden essen zu können.

13:25, die Kartoffeln sind angebrannt, weil eine Freundin Sie angerufen hat. Sie müssen umdisponieren. Oder: 13:25, an Essen ist nicht zu denken. Ihr Sohn hat sich den Kopf angeschlagen, er blutet stark und sie fahren ins nächste Krankenhaus. Oder: 13:25, Ihr Mann ruft über sein Handy an und bittet Sie, mit dem Essen zu warten, da die Schlange im Supermarkt endlos ist. Oder, oder, oder.

14:30, Ihnen wird ganz schwindelig und heiß, alles dreht sich. Was ist los? Hat der Arzt/in nicht gesagt, das sind Zeichen von Unterzuckerung? Schnell das Gerät. Es zeigt 45 mg/dl an. Oh Mist, ich habe völlig vergessen, nach dem Insulinspritzen zu essen!

Entbindung

Geburtseinleitung ist nur bei insulinpflichtigen Schwangerschaftsdiabetes notwendig.

Für die Geburt gelten ähnliche Bedingungen wie für Schwangere mit vorbestehendem Diabetes. Auch für Sie empfiehlt es sich, eine Geburtsklinik auszuwählen, die möglichst ein Kinderkrankenhaus mit Neugeborenenstation auf dem gleichen Gelände hat, damit der Weg vom Kreißsaal im Notfall kurz ist. Eine Geburtseinleitung zum errechneten Entbindungstermin ist nur bei Frauen mit insulinpflichtigem Schwangerschaftsdiabetes vorgesehen. Man geht davon aus, dass die Stoffwechselstörung gravierender ist, als bei diätetisch eingestellten Frauen und möchte nicht das Risiko für das Kind durch eine Übertragung erhöhen. Im Gegensatz zu Diabetikerinnen brauchen die wenigsten Frauen mit Schwangerschaftsdiabetes Insulin unter der Geburt, auch wenn sie während der Schwangerschaft Insulin gespritzt haben. Im Allgemeinen nehmen Sie unter der Geburt nur wenig oder gar keine Nahrung zu sich und die Wehen konsumieren viel Energie. Eine ambulante Entbindung gestaltet sich wegen der erforderlichen Blutzuckerkontrollen beim Kind schwierig, es empfiehlt sich 24 Stunden in der Klinik zu bleiben. Bei Frauen, die Insulin während der Schwangerschaft benötigt haben, wird am zweiten Tag nach der Entbindung nüchtern und zwei Stunden nach dem Frühstück der Blutzucker kontrolliert. Liegt der Wert über 110 mg/dl nüchtern und 200 mg/dl nach dem Essen, ist dies ein Hinweis auf einen fortbestehenden Diabetes. Schwangere mit diätetisch eingestelltem Schwangerschaftsdiabetes brauchen direkt nach der Entbindung keine Blutzuckermessungen mehr durchzuführen.

Langfristige Auswirkungen des Schwangerschaftsdiabetes auf Mutter und Kind

Sowohl für Mutter als auch für das Kind ist das Thema Diabetes nach der Schwangerschaft leider nicht abgeschlossen, vielmehr wird es sie beide lebenslang begleiten. Zumindest sollten Sie es im Hinterkopf behalten. Aber keine Angst, Sie können Ihrer beider Schicksal selbst beeinflussen und dafür haben Sie und hoffentlich auch Ihre Familie in der Schwangerschaft schon viel gelernt.

Auswirkungen für die Mutter

Machen Sie 6–12 Wochen nach der Geburt einen erneuten Zuckerbelastungstest.

Für alle Frauen nach Schwangerschaftsdiabetes gilt, dass sie 6–12 Wochen nach der Entbindung durch einen Zuckerbelastungstest, identisch dem in der Schwangerschaft, kontrollieren lassen sollten, ob weiterhin eine Störung des Zuckerstoffwechsels besteht. Das ist bei ungefähr 10–15% der Frauen der Fall. Wahrscheinlich hat bei Ihnen schon vor der Schwangerschaft ein unerkannter Diabetes oder zumindest eine eingeschränkte Funktion des Zuckerstoffwechsels bestanden. Das betrifft häufig Frauen mit Übergewicht, bei denen die Aufnahme des Zuckers in die Zellen erschwert ist und häufig auch die Fettwerte im Blut erhöht sind. Man nennt das Insulinresistenz. Die Bauchspeicheldrüse dieser Frauen hat schon ohne die zusätzliche Belastung in der Schwangerschaft auf Hochtouren gearbeitet. Die Form des Diabetes, bei dem die Bauchspeicheldrüse dem erhöhten Bedarf an Insulin nicht nachkommen kann (relativer Insulinmangel), bezeichnet man als Typ-2-Diabetes. Allerdings finden sich unter den Gestationsdiabetikerinnen auch Frauen, bei denen sich während der Schwangerschaft ein Typ-1-Diabetes manifestiert. Das ist die Form von Diabetes, bei der nur sehr wenig Insulin produziert wird (absoluter Insulinmangel). Ein Hinweis, dass diese Konstellation vorliegt, ist, dass die Schwangere vor der Schwangerschaft schlank war und während der Schwangerschaft Insulin benötigt hat. Nachweisen lässt sich diese Form des Diabetes durch einen einfachen Bluttest nach der Entbindung. Dieser weist die diabetesassoziierten Antikörper (z. B. GAD-Antikörper) nach. Sind diese Antikörper vorhanden, liegt bei der Frau ein Typ-1-Diabetes vor und sie muss dann in der Regel auch nach der Schwangerschaft weiterhin mit Insulin therapiert werden. Die Kinder dieser Schwangeren haben zudem ein genetisches Risiko später einen Diabetes zu entwickeln. Die Antikörperbestimmung wird z. Zt. nicht von den Krankenkassen übernommen, sollte aber bei Frauen mit erhöhten Risiko durchgeführt werden. Wenden Sie sich bitte bei Fragen an das Institut für Diabetesforschung in München (Tel.: 089–3079114).

Eine rechtzeitige Diagnose verhindert Spätkomplikationen.

Wir wissen, dass Frauen nach Schwangerschaftsdiabetes auch im späteren Leben ein höheres Risiko haben, häufiger und frühzeitiger einen Diabetes zu entwickeln als andere Frauen, ungefähr 30 % in 6 Jahren. Insbesondere Frauen mit hohem Diabetesrisiko, das heißt Frauen, die in der Schwangerschaft Insulin gespritzt oder Übergewicht haben, sollten den Zuckerbelastungstest jedes Jahr wiederholen lassen; sonst kann man die Abstände etwas größer (alle 2 Jahre) wählen. Es ist wichtig, dass durch regelmäßige Untersuchungen die Diagnose rechtzeitig gestellt wird, damit nicht erst sogenannte diabetische Spätkomplikationen auftreten. Diese betreffen die Augen, Nieren und das Gefäßsystem. Das heißt aber nicht, dass Sie passiv darauf warten sollen, was passiert. Durch gesunde Ernährung, körperliche Aktivität und Normalgewicht können Sie Ihr Diabetesrisiko entscheidend verringern. Intensive Lebensstiländerung ist das Motto! Ein lohnenswertes Ziel, wenn Sie dafür noch lange gesund und aktiv für Ihre Kinder und eventuell Enkelkinder dasein können. In einer folgenden Schwangerschaft stehen die Chancen 50:50, dass Sie wieder einen Schwangerschaftsdiabetes entwickeln. Denken Sie selbst mit daran, dass bereits im ersten Schwangerschaftsdrittel ein Zuckertest gemacht wird. Je früher die Therapie anfängt, desto besser für Sie und das Kind.

Auswirkungen für das Kind

Kinder von Frauen, die einen vorbestehenden Typ-1-Diabetes haben, haben eine genetisch vererbte Veranlagung für Diabetes. Bei Kindern von Frauen mit unzureichend behandeltem Schwangerschaftsdiabetes entsteht die Neigung zum Diabetes durch die Belastung in der Schwangerschaft. Wie bereits erwähnt, muss die Bauchspeicheldrüse des Kindes in der Gebärmutter sehr viel Insulin herstellen, um den vielen, von der Mutter gelieferten Blutzucker im Körper aufnehmen zu können. Das kann zu einer Gewebsschädigung der Bauchspeicheldrüse und einer dauerhaften Störung der Regelmechanismen des Stoffwechsels im Gehirn führen. Wir wissen, dass diese Kinder ein erhöhtes Risiko haben, bereits im Schulalter Übergewicht und Zuckerstoffwechselstörungen zu entwickeln. Sie sollten Ihren Kinderarzt darauf aufmerksam machen, dass Sie einen Schwangerschaftsdiabetes gehabt haben. Aber auch bei den Kindern gilt: Sport, ausgewogene Ernährung und ein normales Körpergewicht sind Gold wert! Übergewicht bei Kindern ist in Deutschland zu einem ernsten Problem geworden. Der Anteil von übergewichtigen Kindern hat sich in den letzten 10 Jahren verdoppelt. Die Kinder treiben weniger Sport als früher. Das Leben ist geprägt von Computern, Fernsehen und Fast-Food. Übergewicht führt zu Herz-Kreislauferkrankungen und Diabetes. Aber nicht nur der Körper leidet, sondern auch die Psyche: pummelige Kinder haben meist ein geringeres Selbstwertgefühl und fühlen sich ausgegrenzt. Ein schlechter Start ins Leben.

Verhütung nach Schwangerschaftsdiabetes

Frauen nach Schwangerschaftsdiabetes können im Prinzip frei aus der Palette der angebotenen Verhütungsmittel wählen. Vorsicht ist nur bei der langfristigen Einnahme der Minipille (ein reines Gestagenpräparat) während der Stillzeit geboten. Bereits nach 4 Monaten erhöht sich deutlich Ihr Risiko, einen Diabetes zu entwickeln. Auf die Einnahme von Hormonen während der Stillzeit sollte generell möglichst verzichtet werden, da die Milchproduktion negativ beeinflusst werden kann. Wenn Sie voll stillen und noch keine Monatsblutung haben, besteht in den ersten 6 Monaten ein relativ hoher Schutz vor Empfängnis. Wenn Sie jedoch sicher gehen wollen oder nur teilstillen, kommen nur Kondome oder ein Diaphragma in Frage. Eine normale Pille mit Kombination von Gestagenen und Östrogenen ist nicht geeignet, da die Hormone in die Muttermilch übergehen können. Achtung, das Diaphragma muss nach der Entbindung neu angepasst werden. Die Dreimonatsspritze ist für Frauen nach Schwangerschaftsdiabetes auch außerhalb der Stillzeit mit einem höheren Diabetesrisiko verbunden.

Verzichten Sie während der Stillzeit möglichst auf die Einnahme von Hormonen.

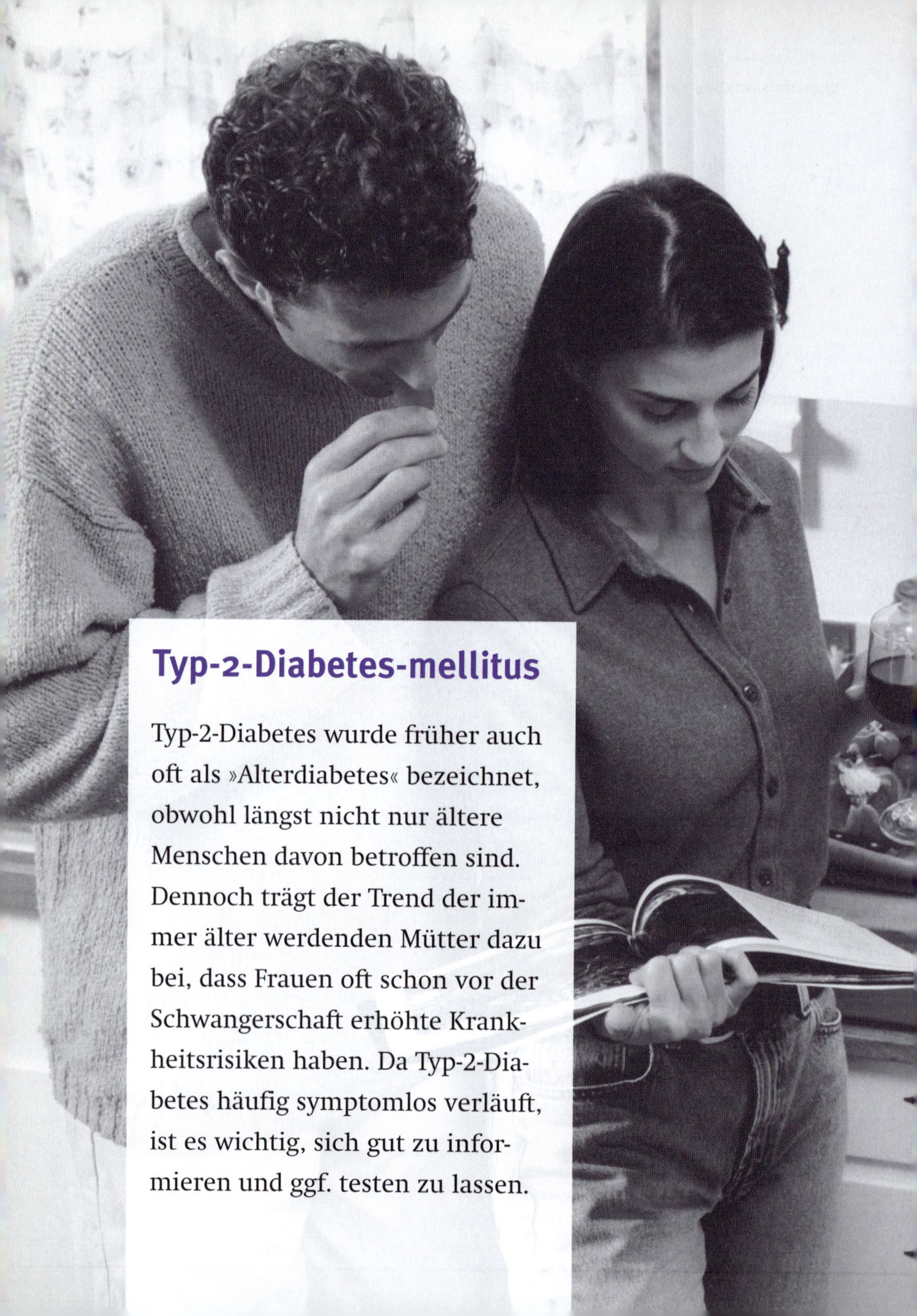

Typ-2-Diabetes-mellitus

Typ-2-Diabetes wurde früher auch oft als »Alterdiabetes« bezeichnet, obwohl längst nicht nur ältere Menschen davon betroffen sind. Dennoch trägt der Trend der immer älter werdenden Mütter dazu bei, dass Frauen oft schon vor der Schwangerschaft erhöhte Krankheitsrisiken haben. Da Typ-2-Diabetes häufig symptomlos verläuft, ist es wichtig, sich gut zu informieren und ggf. testen zu lassen.

Typ-2-Diabetes-mellitus – gesundheitliche Auswirkungen?

Typ-2-Diabetes und Schwangerschaft – ist das wirklich ein Thema? Ja, unbedingt. Noch vor 10 Jahren wurde der Typ-2-Diabetes etwas unglücklich »Altersdiabetes« genannt. Weltweit hat man nun in den letzten Jahren, sowohl in den Industrienationen als auch in den Entwicklungsländern einen starken Anstieg dieses Diabetestyps beobachten können. Und es sind immer jüngere Menschen davon betroffen, zunehmend auch Kinder und Jugendliche, auch in Deutschland.

Symptome und gesundheitliche Probleme

Typ-2-Diabetes macht kaum oder gar keine Beschwerden.

Typ-2-Diabetes-mellitus ist ein Diabetes, der kaum oder gar keine Beschwerden macht, ganz anders als der Typ-1-Diabetes-mellitus, bei dem durch den absoluten Insulinmangel schnell die Diagnose gestellt wird. Auf starken Durst, ständiges Rennen auf die Toilette zum Wasserlassen, Abgeschlagenheit oder unerklärlichen Gewichtsverlust wartet man daher beim Typ-2-Diabetes-mellitus vergebens. Daher bleibt er häufig über Jahre unerkannt. Es liegt eben kein absoluter Insulinmangel vor. Das vorhandene Insulin kann aber nicht richtig wirken – dies wird Insulin-Unempfindlichkeit (Insulinresistenz) genannt.

Vom normalen Zuckerstoffwechsel hin zum Typ-2-Diabetes findet kein plötzlicher Sprung statt. Dazwischen liegt der sogenannte »gestörte«, also auffällige, aber noch nicht diabetische Nüchtern-Blutzucker und die Glucose-Toleranzstörung, die anhand einer Blutzuckermessung zwei Stunden nach einem 75-Gramm-Zucker-Toleranztest festgestellt wird. Beides sind Glucose-Regulationsstörungen. Man sieht daran, dass beim Typ-2-Diabetes zwei Probleme zum Tragen kommen: Erstens eine übermäßige Zuckerproduktion durch die Leber, erkennbar am erhöhten Nüchternblutzucker und zweitens eine unzureichende Ausschüttung von Insulin nach Zuckerbelastung unter Testbedingungen, erkennbar an einem Blutzucker nach zwei Stunden, der unter diesen Bedingungen im eindeutig diabetischen Bereich liegt.

Häufigkeit in der Bevölkerung

Typ-2-Diabetes-mellitus betrifft mindestens fünf bis sieben Prozent der deutschen Bevölkerung, also mehr als vier Millionen Menschen, und geht häufig einher mit Übergewicht (Body Mass Index 25–29,9 kg/m²), Fettsucht (= Adipositas, Body Mass Index 30 kg/m² oder darüber), erhöhtem Blutdruck (arterielle Hypertonie) und Fettstoffwechselstörungen (Hyperlipidämie). Auch bewegen sich Menschen mit Typ-2-Diabetes im Durchschnitt pro Woche viel weniger als solche, die stoffwechselgesund sind. Sie haben außerdem wesentlich mehr engere Verwandte, d. h. Eltern, Geschwister und Großeltern, die ebenfalls an Typ-2-Diabetes erkrankt sind. Natürlich sind ältere Menschen prozentual häufiger vom Typ-2-Diabetes betroffen, da das Risiko für diesen Diabetes-Typ mit zunehmendem Alter ansteigt. Und das geht schon ab dem zweiten Lebensjahrzehnt los. Nach einer aktuellen Untersuchung der Kinderdiabetologen haben wir in Deutschland bereits ca. 5 000 Kinder und Jugendliche mit Typ-2-Diabetes bis zu einem Alter von 16 Jahren. Die Mädchen werden später einmal Kinder bekommen.

Folgen

Häufigere und frühere Herz-Kreislauf-Komplikationen sind Folge von Typ-2-Diabetes.

Von besonderer Bedeutung ist, dass Menschen mit Typ-2-Diabetes viel früher und viel häufiger an Herz-Kreislauf-Komplikationen erkranken als Stoffwechselgesunde. Dazu gehören Durchblutungsstörungen des Gehirns bis hin zum Schlaganfall, Herzbeschwerden bis hin zum Herzinfarkt und zur Herzschwäche sowie Durchblutungsstörungen der großen Körperschlagadern mit Schaufensterkrankheit (Einengung der Bein-/Beckenschlagadern) oder Aussackung der größten Körperschlagader (Aortenaneurysma). Es ist leicht zu verstehen, dass Menschen mit Typ-2-Diabetes vorwiegend an den Komplikationen dieser Herz-Kreislauf-Erkrankungen sterben, und das früher als man eigentlich erwartet hätte. Typ-2-Diabetes gilt deshalb heute als eine der wichtigsten, folgenreichsten und kostenintensivsten Volkskrankheiten. Nicht ohne Grund hat der Gesetzgeber darauf gedrängt, dass die Krankenkassen für den Typ-2-Diabetes als erstes strukturierte Behandlungsprogramme (Disease Management Programme) in die Praxis umsetzen. Dieser Weg wurde unumkehrbar im Sommer des Jahres 2003 begonnen.

Wie häufig ist Typ-2-Diabetes bei Frauen, die noch Kinder gebären können?

Man muss heute davon ausgehen, dass in der Gruppe der 20- bis 45-jährigen Frauen in mindestens 2 % bereits eine Glucosetoleranz-Störung oder ein Typ-2-Diabetes vorliegt. Je nach Bevölkerung und Land kann diese Rate auf über 10 % ansteigen. Nach einer im Jahr 2003 veröffentlichten Analyse aus 13 europäischen Regionen hatten Frauen mit 30 bis 39 Jahren in 8,5 % eine gestörte Nüchternglucose oder eine gestörte Glucosetoleranz. Bei den 40- bis 49-jährigen Frauen waren es bereits 11,6 %. In beiden Altersgruppen war die Glucosetoleranz-Störung allein wesentlich häufiger als die gestörte Nüchternglucose. In einer kleineren Gruppe der untersuchten Frauen traten zusätzlich beide Auffälligkeiten gemeinsam auf. Einen bereits bekannten Typ-2-Diabetes hatten 1,5 % der 30- bis 39-jährigen Frauen und bei den 40- bis 49-jährigen Frauen waren es 1,8 %.

Unerkannte Glucoseregulationsstörungen

In Europa, das ist heute Stand des Wissens, wird der Anteil der Frauen mit einem bereits vorliegenden Diabetes oder irgendeiner Form der Glucoseregulationsstörung unterschätzt. Dies liegt unter anderem daran, dass bei Blutentnahmen der Blutzucker nur morgens nüchtern gemessen wird. Wenn heute Frauen mit 35 Jahren und höherem Alter erstmals oder wieder ein Kind bekommen wollen, muss das Problem des ansteigenden Risikos von Glucosetoleranz-Störungen in diesem Alter beachtet werden.

Oft bleiben Glucoseregulationsstörungen unerkannt.

Die Welt-Gesundheits-Organisation (WHO) sagt den Industrieländern bis zum Jahr 2025 einen Anstieg der Typ-2-Diabetes-Häufigkeit um 40 % voraus, bezogen auf das Jahr 1995.

Ursachen

Bewegungsmangel, Übergewicht/Adipositas und Überalterung der Bevölkerung sind die Ursachen für ein immer größer werdendes Risiko eines Typ-2-Diabetes. In Deutschland ist das durchschnittliche Alter der Frauen, die erstmals ein Kind erwarten von 22 Jahren im Jahr 1960 auf 30 Jahre im Jahr 2000 gestiegen. Das heißt, im Jahr 2000 war etwa die Hälfte der erstgebärenden Frauen bereits älter als 30 Jahre!

Begleitet wird diese Beobachtung von einem ständigen Geburtenrückgang. Während 1960 bei den 22-jährigen Frauen noch 40 000 Erstgeburten registriert wurden, erblickten im Jahr 2000 nur noch 20 000 erstgeborene Mädchen und Jungen der 30-jährigen Mütter das Licht der Welt. Leider ist dies der Trend: Frauen sind zunehmend älter, wenn Sie Ihr Kind bekommen. In beiden Teilen Deutschlands ist die statistische Anzahl der Kinder pro Frau von 2,5 im Jahr 1965 auf 1,4 im Jahr 2000 abgesunken. Nach dem »Wendeschock«, im Jahr 1994, gab es in den neuen deutschen Bundesländern mit 0,8 Kindern pro Frau einen Tiefstand-Rekord. Hatten wir noch vor dem Jahr 2000 ca. 800 000 Geburten pro Jahr, waren es im Jahr 2002 nur noch 720 000.

Frauen entschließen sich immer später zu einer Schwangerschaft, wodurch Krankheitsrisiken steigen.

Was heißt das für Diabetologen und Frauenärzte? Bei den immer älter werdenden Müttern sind bereits Krankheitsrisiken erkennbar, bevor sie sich zu einer Schwangerschaft entschließen. Manche dieser Frauen sind zum Zeitpunkt der Empfängnis bereits in hausärztlicher oder internistischer Dauerbetreuung, z. B. wegen eines erhöhten Blutdrucks oder wegen einer Fettstoffwechsel-Störung. Da mit zunehmendem Alter auch die Empfängnisrate sinkt, gibt es ein immer umfangreicheres Angebot an frauenärztlich unterstützten Methoden der künstlichen Befruchtung, um doch noch ein eigenes Kind zu bekommen oder nochmals schwanger zu werden.

Gibt es Risiken für einen unerkannten Typ-2-Diabetes-mellitus?

Ja, die gibt es. Wenn Sie schon etwas älter sind, z. B. 35 Jahre oder älter, und erstmals oder wieder schwanger werden wollen, ist es ratsam, schon vor der Schwangerschaft eine Untersuchung auf eine Glucoseregulationsstörung oder einen Typ-2-Diabetes durchführen zu lassen. Besonders dann, wenn Sie eine Form der künstlichen Befruchtung planen oder schon mehrere erfolglose Versuche hinter sich haben.

Wann sollte ich mich untersuchen lassen?

Ab einem Alter ab 35 Jahren oder bei Übergewicht bzw. Adipositas (Body-Mass-Index über 25 kg/m²) **und** mindestens einem der folgenden Risiko-Probleme sollten Sie sich auf Typ-2-Diabetes oder seine Vorstufen untersuchen lassen:

- wenn Sie einen erstgradigen Verwandten mit Diabetes mellitus haben, z.B. Eltern oder Geschwister;
- wenn Sie sich gewöhnlich wenig bewegen, also keinen Sport treiben, keine Spaziergänge machen, viel vor dem Fernseher oder Computer sitzen, alles mit dem Auto erledigen;
- wenn Sie aus einem Land zugezogen sind, dessen Bevölkerung ein höheres Diabetes-Risiko hat (z.B. Asien oder Lateinamerika);
- wenn Sie bereits ein Kind mit einem Geburtsgewicht über 4500 g geboren haben;
- wenn bei Ihnen ein Bluthochdruck über 140/90 mmHg festgestellt wurde oder bereits behandelt wird;
- wenn bei Ihnen auffällige Blutfettwerte festgestellt wurden: günstiges Cholesterin (HDL) unter oder gleich 35 mg/dl und/oder ein Neutralfett-Spiegel (Triglyceride) größer oder gleich 250 mg/dl;
- wenn bei Ihnen ein polyzystisches Ovarsyndrom (PCOS) festgestellt wurde;
- wenn Sie zu einem früheren Zeitpunkt bereits eine gestörte Nüchtern-Glucose oder eine Glucosetoleranz-Störung hatten, dazu zählen auch ein früher festgestellter Schwangerschaftsdiabetes oder vorübergehend erhöhte Blutzuckerwerte bei der Behandlung mit Kortison oder bei einer Schilddrüsenüberfunktion;
- wenn Sie früher irgend eine Form von Gefäßerkrankung hatten oder derzeit noch haben.

Welcher Test wird vor der Schwangerschaft durchgeführt?

Vor der Schwangerschaft wird ebenso wie in der Schwangerschaft ein 75-Gramm-Traubenzucker-Belastungstest bei Ihrem Hausarzt oder Internisten durchgeführt. Sie können das auch in einer Diabetes-Schwerpunktpraxis machen lassen. Die Vorbereitung ist völlig gleich wie in der Schwangerschaft. Es müssen nur Medikamente abgesetzt werden, die eventuell die Blutzuckertoleranz verändern. Allerdings reicht es, nur zwei Blutzuckerwerte zu bestimmten: direkt vor Testbeginn (nüchtern) und nach zwei Stunden. Der Ein-Stunden-Wert fällt vor der Schwangerschaft weg, ebenso wie beim Test nach einem Schwangerschaftsdiabetes. Der Test wird nach den Empfehlungen der Welt-Gesundheits-Organisation durchgeführt und nach den Kriterien bewertet, die von der Deutschen Diabetes-Gesellschaft herausgegeben wurden. Hierbei kommt es nur darauf an, ob Ihnen das Blut aus der Armvene in einem gelben Röhrchen entnommen und in das Labor verschickt wurde oder ob man die Blutzuckerbestimmung nach Entnahme eines kleinen Blutstropfens aus dem Ohrläppchen oder der Fingerbeere (kapillär) direkt in der Praxis oder Ambulanz/Poliklinik durchgeführt hat. Auch kann in einer kleinen Glaspipette angesaugtes, kapilläres Blut in einem speziellen, geschlossenen Röhrchen in das Zentrallabor verschickt werden.

Grenzwerte

Die Grenzwerte für das Blut aus der Armvene bzw. aus dem Ohrläppchen/der Fingerbeere sind nüchtern verschieden, während die Werte nach zwei Stunden gleich sind.

Normale Nüchternwerte sind: Armvene: 110 mg/dl Ohrläppchen/Fingerbeere: 100 mg/dl

Ein normales Ergebnis für den Nüchternwert liegt vor wenn er bei Entnahme aus der Armvene unter 110 mg/dl bzw. Ohrläppchen/Fingerbeere unter 100 mg/dl liegt.

Ein gestörter Nüchternwert liegt vor wenn das Blutzuckerergebnis aus der Armvene zwischen 110 und 125 mg/dl liegt oder wenn das Blutzuckerergebnis aus Ohrläppchen/Fingerbeere zwischen 100 und 109 mg/dl liegt.

Ein auf Diabetes verdächtiger Wert liegt vor, wenn der Nüchternwert aus der Armvene bei 126 mg/dl oder höher bzw. aus Ohrläppchen/Fingerbeere bei 110 mg/dl oder höher liegt.

Ein Nüchternwert im Diabetesbereich muss noch durch eine zweite Messung an einem anderen Tag (ohne Belastungstest) bestätigt werden. Erst dann kann die Diagnose eines Typ-2-Diabetes gestellt werden. Man könnte nun denken, dass man ganz auf den Test verzichten kann. Hier hat sich gezeigt, dass durch alleinige Bestimmung von Nüchtern-Blutzuckerwerten die Häufigkeit der Glucosetoleranzstörung und des Diabetes um 40 bis 60 % unterschätzt werden.

Eine gestörte Glucosetoleranz liegt vor, wenn der Blutzucker nach zwei Stunden aus der Armvene und auch Ohrläppchen/Fingerbeere zwischen 140 und 199 mg/dl liegt.

Ein Typ-2-Diabetes-mellitus wird diagnostiziert, wenn der Blutzucker nach zwei Stunden aus der Armvene und auch Ohrläppchen/Fingerbeere den Wert von 200 mg/dl erreicht oder überschreitet.

Qualität des Tests

Für die Feststellung einer Glucosetoleranzstörung oder eines Typ-2-Diabetes-mellitus im Glucosebelastungstest reicht ein einziger Wert. Allerdings sollte in der Praxis, der Sie sich anvertraut haben, die Blutzuckermessung qualitätsgesichert erfolgen. Hierfür sind gewisse Kontrollen der Messabläufe in der Praxis vorgeschrieben und es dürfen nur bestimmte Blutzucker-Messgeräte verwendet werden. Bitte fragen Sie Ihren Arzt, ob seine Messungen die verbindlichen Qualitätsrichtlinien der Bundesärztekammer aus dem Jahr 2002 auch wirklich erfüllen. Wenn Sie in der Arztpraxis ein schon etwas verstaubtes, verklebtes oder blutverschmiertes Messgerät entdecken, das auch für die Blutzucker-Selbstmessung von Diabetes-Patienten genommen wird, lehnen Sie einen Belastungstest ab und sprechen Sie vorher mit dem Arzt. Entspricht die Praxismessung nicht den Qualitätsvorschriften, ist es besser, wenn aus der Armvene Blut entnommen wird und Ihre Blutzuckerwerte im Zentrallabor bestimmt werden.

Glucosetoleranzstörung vor der Schwangerschaft – was tun?

Wenn bei Ihnen vor einer geplanten Schwangerschaft eine Glucosetoleranzstörung festgestellt wurde, sollten Sie Ihren Frauenarzt unbedingt darüber informieren. Er wird Sie im Rahmen der weiteren Schwangerschaftsvorbereitung sicher in eine Diabetes-Schwerpunktpraxis oder Ambulanz/Poliklinik überweisen, sofern Sie nicht ohnehin dort bereits beraten bzw. behandelt werden. Die Diabetes-Schwerpunktpraxis sollte auf die Betreuung von Schwangeren spezialisiert sein.

Lassen Sie sich in eine Diabetes-Schwerpunktpraxis überweisen, die auf die Betreuung von Schwangeren spezialisiert ist.

Da die Glucosetoleranz-Störung bereits nachgewiesen ist, muss nach Eintritt der Schwangerschaft nicht neu getestet werden. Wichtig ist allerdings, dass Sie möglichst schon vor Eintritt der Schwangerschaft die Blutzucker-Selbstkontrolle erlernen und an einer Ernährungsberatung teilnehmen. Im Verlauf der

Schwangerschaft müsste dann entschieden werden, ob die Ernährungsumstellung ausreicht oder zusätzlich Insulin erforderlich ist, das ist genauso wie beim Gestationsdiabetes.

Möglichkeiten, das Fortschreiten der Glucosetoleranz-Störung zu verhindern

Wenn bei Ihnen eine Glucosetoleranz-Störung bekannt ist und Sie Ihre Familienplanung über eine längere Zeit noch nicht abgeschlossen haben, stehen Ihnen weitere Möglichkeiten zur Verfügung, das Fortschreiten der Glucosetoleranz-Störung in einen Typ-2-Diabetes noch vor einer Schwangerschaft zu verhindern oder vielleicht sogar die Glucosetoleranz-Störung wieder in eine normale Glucosetoleranz zurückzudrängen.

Änderung des Lebensstils

Ändern Sie Ihren Lebensstil: fettarme Ernährung, Bewegung und Einhalten des Normalgewichts halbiert das Risiko.

Im Jahr 2001 wurden die Ergebnisse einer finnischen Untersuchung veröffentlicht, bei der überprüft wurde, inwiefern eine intensive Lebensstiländerung das Fortschreiten einer Glucosetoleranz-Störung in Richtung eines Typ-2-Diabetes verhindern kann. Von den 522 Teilnehmern waren immerhin 350 Frauen. Sie wurden zufällig in zwei Gruppen eingeteilt. In der Lebensstilgruppe wurde angestrebt, 5 % oder mehr Gewicht abzunehmen und auf eine gesunde, fettarme Ernährung mit viel pflanzlichen Fetten und Ballaststoffen umzustellen. Neben intensiven persönlichen Beratungen wurde auch ein Bewegungsprogramm mit schnellem Gehen (Walking), Dauerlaufen (Jogging), Schwimmen, Ballspielen, Skilanglauf und Zirkeltraining angeboten.

Die gesetzten Ziele konnten in einem hohen Prozentsatz erreicht werden. Nach vier Jahren hatten nur 11 % einen Typ-2-Diabetes im Vergleich zur normal informierten Gruppe ohne Lebensstiländerung, bei der immerhin in 23 % Typ-2-Diabetes auftrat. Durch diese Lebensstiländerung konnte über vier Jahre die Diabetesrate relativ um 58 % gesenkt werden. Aus den absoluten Zahlen haben die Forscher weitere Berechnungen angestellt. Diese Zahlen geben an, wieviel Menschen von diesen Empfehlungen zur Lebensstiländerung tatsächlich profitieren können (»Number needed to treat«). Wenn fünf Menschen mit einer Glucosetoleranz-Störung an dem Programm über fünf

Jahre teilnehmen, würde es für einen bereits dazu führen, einen Typ-2-Diabetes zu vermeiden. Das heißt: hier liegt ein besonders günstiges Verhältnis von Aufwand und Erfolg vor, die Entwicklung in Richtung eines Typ-2-Diabetes vorbeugend anzugehen.

Medikamente versus Lebensstiländerung

Die Ergebnisse der größten Typ-2-Diabetes-Vorbeugungsstudie mit mehr als 3.200 Menschen mit nachgewiesener Glucosetoleranz-Störung wurden im Jahr 2002 in einer der weltweit angesehensten Zeitschriften, dem »New England Journal of Medicine«, veröffentlicht. Von den weiblichen Teilnehmerinnen hatten 16% einen vorangehenden Schwangerschaftsdiabetes. In dieser Studie wurden die Menschen per Zufall entweder mit Plazebo (also einer Scheintablette) oder dem Medikament Metformin behandelt oder einer Lebensstil-Gruppe zugeteilt. In der Plazebo- und Metformingruppe wurden allgemein übliche Standardinformationen über gesundes Leben gegeben, die Menschen und die Ärzte wussten nicht, ob die Teilnehmer Plazebo oder Metformin bekamen. Dies nennt man ein »doppeltblindes« Vorgehen, ein übliches und in der Wissenschaft wichtiges Untersuchungsverfahren.

Die Lebensstilgruppe strebte eine Gewichtsabnahme um 7% vom aktuellen Ausgangsgewicht an, erhielt eine kalorienbeschränkte, fettarme Kost und wurde angehalten, sich mehr als 150 Minuten pro Woche mit mittlerem Anstrengungsgrad zu bewegen. Begleitet wurde die Maßnahme durch intensive Einzel- und Gruppenschulungen und einen persönlichen Fallbegleiter, wenn Sie so wollen, einen persönlichen Trainer. Die Forscher haben sich gefragt, wie häufig in ihren Untersuchungen neue Fälle von Typ-2-Diabetes in jeweils 100 addierten Jahren festgestellt wurden. Dies nennen sie »Personenjahre«. Ein Personenjahr ist ein Jahr, in dem ein Studienteilnehmer Plazebo bzw. Metformin eingenommen oder an der Lebenstiländerung teilgenommen hat. Pro 100 dieser sogenannten »Personenjahre« trat eine Neuerkrankung an Typ-2-Diabetes in folgender Häufigkeit auf: in der Plazebogruppe 11-mal, in der Metformingruppe 7,8 mal und in der Lebensstilgruppe 4,8-mal.

Eine Änderung des Lebensstils hat bessere Auswirkungen auf Diabetes-Erkrankungen als Medikamente.

Damit konnte im Vergleich zur Plazebogruppe das Auftreten eines Typ-2-Diabetes in der Lebensstilgruppe um 58% und in der

Metformingruppe um 38 % vermindert werden. Hierbei war die Lebensstiländerung noch erheblich erfolgreicher als die medikamentöse Vorbeugung mit Metformin. Auch hier wurden aus den absoluten Zahlen weitere Berechnungen angestellt. Um innerhalb von drei Jahren einen Diabetesfall zu verhindern, müssten sieben Menschen mit Glucosetoleranz-Störung an diesem Programm teilnehmen. Das ist eine sehr gute Verhältniszahl, die zeigt, wie sehr sich dieses Vorgehen lohnt.

Zusammenhang mit Schwangerschaftsdiabetes

Aus einer ganz aktuellen Untersuchung wurde bekannt, dass bei Zusammenfassung mehrerer Nachbeobachtungsstudien nach einem Schwangerschaftsdiabetes das Risiko für die Entwicklung eines Typ-2-Diabetes sechsfach erhöht war. Andererseits erbrachte eine bevölkerungsbezogene Berechnung, dass 10 bis 31 % der Frauen mit einem Typ-2-Diabetes, die ein Kind geboren hatten, früher eine Schwangerschaft mit Schwangerschaftsdiabetes durchgemacht haben müssen. Aus diesen Erkenntnissen können wir Ihnen den Rat geben, sich nach einem Schwangerschaftsdiabetes unbedingt regelmäßig weiter mit einem Glucosetoleranztest untersuchen zu lassen. Gerade nach einem Gestationsdiabetes ist im Hinblick auf eine weitere Schwangerschaft eine intensive Lebensstil-Beratung äußerst wichtig.

Tipps für die Familienplanung bei Glucosetoleranz-Störungen

Von besonderer Bedeutung ist also, eine Glucoseregulationsstörung bereits vor einer Schwangerschaft zu entdecken. Das gilt genauso für einen möglicherweise noch nicht entdeckten Typ-2-Diabetes. Als Anhaltspunkt, wann getestet werden soll, dient die oben angegebene Risikoliste. Werden Glucosetoleranz-Störung oder Typ-2-Diabetes-mellitus bereits vor einer Schwangerschaft entdeckt, so kann besonders auf das erhöhte Fehlbildungsrisiko in den ersten zehn Schwangerschaftswochen Einfluss genommen werden. Auch hat eine besonders ausgeprägte Adipositas (Body Mass Index über 40 kg/m²) eine nachteilige Auswirkung auf mütterliche und kindliche Risiken im Schwangerschaftsverlauf und bei der Geburt. Die Chance einer deutlichen Gewichtsabnahme schon vor der Schwangerschaft sollte genutzt werden. Während der Schwangerschaft darf nicht ständig Gewicht abgenommen werden, eine Unterernährung und Gefährdung des Kindes wäre die Folge.

Typ-2-Diabetes vor einer Schwangerschaft – was tun?

Wenn Sie bereits einen Typ-2-Diabetes haben, kommt es darauf an, ob Sie nur mit einer Ernährungsbehandlung (Diät) oder mit Tabletten, mit einer Kombination aus Tabletten und Insulin oder ausschließlich mit Insulin oder Insulinanaloga behandelt werden.

Nur Diät

Wenn Sie nur Diät eingehalten haben, überprüfen Sie die Genauigkeit Ihrer Blutzucker-Selbstmessungen, sofern Sie diese bereits durchführen, durch eine Vergleichsmessung beim Diabetesarzt und machen häufiger ein sogenanntes Tagesprofil mit Werten vor den drei Hauptmahlzeiten und vor dem Schlafengehen. Vor der Schwangerschaft sollte Ihr HbA1c nicht höher als 6,5 % liegen. Wenn Sie schwanger sind, messen Sie bitte zunächst täglich und auch zusätzlich eine Stunde nach den Hauptmahlzeiten. Es gelten die gleichen Zielwerte wie bei Typ-1-Diabetes-mellitus bzw. Schwangerschaftsdiabetes. Reicht die Diät nicht aus, müssen Sie an einem strukturierten Schulungskurs zum Erlernen der intensivierten Insulinbehandlung teilnehmen. Diese führen Sie dann bis zum Ende der Schwangerschaft weiter. Danach reicht wahrscheinlich wieder nur eine Ernährungsbehandlung und Sie können Insulin absetzen.

Machen Sie häufiger ein Tagesprofil mit Blutzuckerwerten vor den Mahlzeiten und vor dem Schlafen.

Diät und Tabletten

Bei der Planung einer Schwangerschaft müssen alle blutzuckersenkenden Tabletten unbedingt abgesetzt werden. Das gilt auch, wenn Sie bereits schwanger sind. Die am häufigsten verwendeten Präparate sind Metformin (z. B. Glucophage S®, Mediabet®, Juformin®) aus der Gruppe der Biguanide und Glibenclamid (z. B. Euglucon N®, Glibenhexal®, Jutaglucon®) aus der Gruppe der Sulfonylharnstoffe. Metformin verbessert die Insulinresistenz vorwiegend durch Unterdrückung der Zuckerproduktion in der Leber und Glibenclamid regt die Ausschüttung noch vorhandenen, eigenen Insulins an – das Insulin wird dann beim Essen schnell und in ausreichender Menge freigesetzt.

Nehmen Sie vor und in der Schwangerschaft keine blutzuckersenkenden Tabletten.

Während Glibenclamid bei überschießender Wirkung zur Unterzuckerung führen kann, ist dies beim Metformin nicht der Fall.

Die anderen Gruppen sind die Glinide, z. B. Repaglinid (Novonorm®) und Nateglinid (Starlix®), dann die Zuckerenzym-Hemmstoffe wie Acarbose (Glucobay®) und Miglitol (Diastabol®) oder die Insulinwirkungsverbesserer (Insulinsensitizer), auch Glitazone genannt, z. B. Rosiglitazon (Avandia®) oder Pioglitazon (Actos®). Für alle Diabetes-Tabletten (orale Antidiabetika) gibt es keine Erkenntnisse, ob sie nicht in den ersten 10 bis 12 Wochen der Schwangerschaft ungünstige Einflüsse auf das Embryo haben und Fehlbildungen verursachen können. Dieser Punkt ist aber im Moment noch nicht endgültig geklärt, da auch ein erhöhter HbA1c in der Frühschwangerschaft das Fehlbildungsrisiko erhöht.

Ein weiterer Nachteil der Tablettenbehandlung ist die nur sehr ungenaue und unzureichende Möglichkeit, auf plötzlich auftretende Blutzucker-Erhöhungen sofort zu reagieren. Des Weiteren gibt es noch Lücken in der Erforschung des möglichen Übergangs der Tabletten-Wirkung von der Mutter auf das Kind. So sind beispielsweise schwere Unterzuckerung der Neugeborenen beschrieben worden, wenn die Mütter Glibenclamid in der Schwangerschaft eingenommen haben.

Lassen Sie sich schon vor, spätestens aber gleich nach der Schwangerschaftsdiagnose auf eine Insulinbehandlung umstellen.

Bei Tablettenbehandlung müssen Sie also schon vor der Schwangerschaft oder gleich nach Schwangerschaftsdiagnose auf eine intensivierte Insulinbehandlung umgestellt werden. Die weitere Behandlung ist vergleichbar mit der bei Typ-1-Diabetes. Sollten Sie mit oralen Antidiabetika unvermutet schwanger geworden sein, brauchen Sie sich allerdings keine Sorgen zu machen – ein medizinischer Grund zum Abbruch der Schwangerschaft besteht nicht.

Diät und Kombination aus Tabletten und Insulin

Heute wird häufiger eine Kombination aus oralen Antidiabetika und Insulin eingesetzt. Bei starkem Übergewicht wird gern Metformin mit kurzwirksamen Insulin oder Insulinanaloga zu den Mahlzeiten eingesetzt. Gelegentlich wird auch ein Verzögerungsinsulin zur Nacht gegeben, um gute Nüchtern-Blutzuckerwerte zu erzielen. Auch bei dieser Behandlung ist es wichtig, schon vor der Schwangerschaft oder sofort nach positivem Schwangerschaftstest die Tabletten abzusetzen und auf eine intensivierte Insulinbehandlung umzustellen.

Insulin

Wenn Sie bereits ausschließlich mit Insulin behandelt werden, kommt es nur darauf an, auf die richtige Behandlungsart umzustellen, d. h. von konventioneller auf die intensivierte Insulintherapie. Es kann aber sein, dass Sie diese Form der Insulinbehandlung ohnehin schon machen. Dann gibt es am wenigsten Probleme. Sie müßten nur Ihre Schulungskenntnisse überprüfen, vergleichbar mit den bereits geschilderten Aspekten für den Typ-1-Diabetes. Und selbstverständlich sollten eventuell eingesetzte Insulinanaloga gegen Humaninsulin ausgetauscht werden – am besten schon vor der Schwangerschaft.

Die intensivierte Insulintherapie ist die richtige Behandlungsart für die Schwangerschaft.

Hochdruckmittel, Blutfettsenker

Sollten Sie Medikamente zur Behandlung des erhöhten Blutdrucks erhalten, sind diese schon vor der Schwangerschaft gegen die an vorheriger Stelle beschriebenen Mittel zu tauschen, meistens reicht das Präparat Alpha-Methyl-Dopa. Wenn Sie schon ein Diuretikum verordnet bekommen haben, z. B. HCT, so sollte dies während der Schwangerschaft möglichst ausgetauscht werden, sofern nicht ganz wichtige internistische Gründe für die Weiternahme sprechen. ACE-Hemmer sind unbedingt abzusetzen. Besprechen Sie das Vorgehen im Einzelnen immer mit Ihren Ärzten. Auf keinen Fall dürfen Sie wegen einer gerade festgestellten Schwangerschaft schlagartig einen eventuell eingenommenen Betablocker weglassen. Dann könnte es zu einem krisenhaften Blutdruckanstieg kommen und das Herz schlägt Ihnen bis zum Hals. Betablocker müssen ganz vorsichtig – Schritt für Schritt – in der Dosis vermindert werden und können erst nach einer gewissen Zeit ganz abgesetzt werden.

Wurden Ihnen Medikamente zur Blutfettsenkung verordnet, z. B. Pravastatin, Simvastatin oder ein Fibrat, so müssen diese Präparate während der Dauer der Schwangerschaft abgesetzt werden. Derzeit gibt es keine Erkenntnisse, ob diese Präparate bedenkenlos während aller Phasen der Schwangerschaft ohne Nebenerscheinungen für Embryo oder Fetus verordnet werden können.

Glucosetoleranz-Störung, Typ-2-Diabetes und Schwangerschaft

Wenn Sie zu einer Risikogruppe für die Entstehung eines Typ-2-Diabetes-mellitus gehören, sollten Sie einen Glukosetoleranz-Test bei Planung einer Schwangerschaft durchführen lassen. Wenn eine Glukosetoleranz-Störung festgestellt wird, ändern Sie am besten Ihren bisherigen Lebensstil und leiten die erforderlichen Schritte ein, die ein Fortschreiten zum Typ-2-Diabetes möglichst verhindern:

- Gewicht abnehmen,
- fettarme Ernährung mit viel frischem Obst, Gemüse und Vollkornprodukten,
- viel Bewegung,
- Teilnahme an einer Gesundheitsberatung.

Gerade nach einem Schwangerschaftsdiabetes sind Lebensstiländerungen besonders hilfreich, da Sie Ihnen selbst helfen und gleichzeitig erzieherisch auf Ihre Kinder wirken. Bitte unterschätzen Sie das nicht!

Wenn bei Ihnen bereits ein Typ-2-Diabetes mellitus bekannt ist, dann müssen möglichst noch vor der Schwangerschaft die Tabletten zur Behandlung des Diabetes abgesetzt und ein intensivierte Insulinbehandlung begonnen werden. Hierfür müssen Sie an einer ausführlichen, strukturierten Schulung teilnehmen. Lassen Sie sich außerdem in allen wichtigen Fragen für die Schwangerschaftsbetreuung von Ihrem Diabetesarzt und Ihrem Frauenarzt beraten. Die Beratung unterscheidet sich nicht vom Vorgehen beim Typ-1-Diabetes. Die möglichst frühe Beratung und optimale Diabeteseinstellung hilft, das Risiko für Fehlbildungen zu mindern und trägt zu einer Abmilderung von Problemen während der Schwangerschaft und der Geburt bei.

Die häufigsten Fragen an den Diabetologen, die Frauenärztin und die Hebamme

1. Ich habe Typ-1-Diabetes und mir wurde gesagt, für eine Schwangerschaft müsste ich mich unbedingt auf Insulinpumpe einstellen lassen – stimmt das?

Antwort: Nein. Mit einer Insulin-Injektionsbehandlung oder einer Insulinpumpe kann in einer Schwangerschaft gleichermaßen gut behandelt werden. Sie sollten allerdings eine intensivierte Insulintherapie erlernt haben und gut geschult sein. Wenn Sie bereits Insulinpumpenträgerin sind, können Sie diese während der Schwangerschaft weiterverwenden. Wenn Sie für die Schwangerschaft eine Insulinpumpe wünschen, lassen Sie sich schon so rechtzeitig darauf einstellen und schulen, damit Sie bis zur Schwangerschaft noch mindestens drei Monate Zeit haben, um genügend Erfahrung zu sammeln.

2. Ich habe Typ-1-Diabetes und bei mir wurde eine Schwangerschaft festgestellt. Mein letzter HbA1c-Wert lag bei 9 %. Soll ich die Schwangerschaft lieber abbrechen lassen?

Antwort: Die Höhe des HbA1c-Wertes allein ist kein Grund für den Abbruch einer Schwangerschaft. Allerdings liegt das Fehlbildungsrisiko etwa sieben Mal so hoch, als wenn Sie einen HbA1c von unter 6,5 % erreicht hätten. Auch mit hohen HbA1c-Werten gibt es in 80 % der Schwangerschaften keine Probleme. Besonders wichtig ist eine gründliche Ultraschall-Organuntersuchung des Kindes mit 20 Schwangerschaftswochen, also etwa in der Mitte der Schwangerschaft bei einem Frauenarzt mit spezieller Qualifikation für geburtshilflichen Ultraschall. Das ist bei Ihnen besonders wichtig. Da die meisten Frauenärzte über diese Qualifikation nicht verfügen, sollten Sie auf eine entsprechende Überweisung achten.

3. Ich bin schwanger und habe Typ-1-Diabetes. Wie häufig ist ein Diabetes meines Kindes nach der Geburt?

Antwort: Bei Ihrem Kind tritt direkt nach der Geburt kein Diabetes auf. Das Risiko, dass Ihr Kind bis zum Alter von 25 Jahren einen Typ-1-Diabetes entwickelt, liegt bei 3–5 %, vorausgesetzt, Ihr Mann hat keinen Diabetes. Andersherum gesagt: in 95 bis 97 % bekommt Ihr Kind keinen Typ-1-Diabetes. Zur Erinnerung: Typ-1-Diabetes-mellitus entsteht neu meist zwischen dem 14. und 20. Lebensjahr.

? 4. Eine Bekannte von mir hat gesagt, es wäre unverantwortlich, wenn ich mit Typ-1-Diabetes-mellitus Kinder in die Welt setze. Hat sie Recht?

Antwort: Nein, Ihre Bekannte ist falsch informiert. Wenn Sie schon bei Kinderwunsch den Rat Ihrer Frauenärztin und Ihres Diabetologen suchen, spricht dies für Ihren verantwortlichen Umgang mit Ihrer Familienplanung. Ein guter HbA1c-Wert schon vor der Schwangerschaft, eine umfangreiche Schulung und eine sehr gut angewendete intensivierte Insulinbehandlung mit Spritze oder Pumpe sprechen für Sie.

? 5. Ich bin schwanger und hatte Zucker im Urin. Mein Frauenarzt sagt, ich brauche mir keine Sorgen zu machen, es würde meist nichts dahinter stecken. Stimmt das?

Antwort: Jede Schwangere sollte einen Blutzucker-Belastungstest mit 24 bis 28 Schwangerschaftswochen machen. Leider ist dies noch nicht Bestandteil der Mutterschaftsrichtlinien. Ob ein Schwangerschaftsdiabetes vorliegt, wenn Zucker im Urin festgestellt wurde, kann nur über einen Zuckerbelastungstest festgestellt werden. Daher empfehlen wir einen Zuckerbelastungstest auch früher oder später als 24 bis 28 Schwangerschaftswochen, wenn Urinzucker erstmals festgestellt wird, besonders in den ersten 12 Schwangerschaftswochen.

? 6. Mein Frauenarzt hat für einen Glucosebelastungstest 30 Euro verlangt, darf er das?

Antwort: Der Glucosebelastungstest ist leider noch nicht Bestandteil der Schwangerschaftsvorsorge. Wir empfinden dies inzwischen als untragbar. Allerdings sind die 30 Euro gut angelegt. Ein Schwangerschaftsdiabetes kann einfach und sehr erfolgreich behandelt werden, ohne dass Sie sich stark einschränken müssen. Besprechen Sie mit Ihrem Frauenarzt vor dem Test, dass er Sie bei einem auffälligen Ergebnis in eine Diabetes-Schwerpunktpraxis oder Diabetesambulanz überweist. Wenn Sie zu einer Risikogruppe gehören, ist der Test auf Kosten Ihrer Krankenkasse möglich, dann brauchen Sie nichts zu bezahlen. Der Begriff »Risikogruppe« lässt sich sehr großzügig auslegen.

7. Ich hatte Schwangerschaftsdiabetes und habe mit meinem Blutzuckermessgerät nach der Schwangerschaft manchmal leicht erhöhte Werte festgestellt. Was soll ich tun?

Antwort: Bitte hören Sie mit den Selbstmessungen des Blutzuckers auf. Sie verwirren sich nur. Entscheidend ist, dass Sie bei Ihrem Diabetologen sechs bis zwölf Wochen nach der Entbindung einen Blutzucker-Belastungstest machen lassen. Dies kann auch vom Hausarzt oder Internisten gemacht werden. Ist das Ergebnis in Ordnung und bestehen keine Risiken für einen Diabetes, kommen Sie nach zwei Jahren erneut zum Test. Bei einer Glucosetoleranz-Störung werden Sie beraten, Ihren Lebensstil intensiv zu ändern. Wird ein Typ-2-Diabetes festgestellt, werden Sie geschult und eine Behandlung mit einer medizinischen Ernährungstherapie oder Tabletten bzw. Insulin eingeleitet.

8. Mein Gestationsdiabetes wird mit Insulin behandelt, 160 Einheiten am Tag. Was soll ich nach der Geburt machen?

Die Empfehlung lautet, am zweiten Tag nach der Geburt Blutzuckerwerte vor dem Frühstück und etwa zwei Stunden nach dem Frühstück zu machen. Liegt der Wert vor dem Frühstück unter 110 mg/dl und der Wert danach unter 200 mg/dl, brauchen Sie nicht weiter zu messen und auch nicht Insulin zu spritzen. Günstig wäre ein Blutzuckerbelastungstest sechs bis zwölf Wochen nach der Geburt.

9. Ich habe Typ-2-Diabetes und nehme Metformin und Glibenclamid. Ich bin 37 Jahre alt und wünsche mir noch ein Kind. Worauf muss ich achten?

Bereits vor der Schwangerschaft sollten Sie die Tabletten absetzen und sich im Rahmen einer Schulung auf eine intensivierte Insulinbehandlung einstellen lassen. Lassen Sie sich von Ihrer Frauenärztin und Ihrem Diabetologen eingehend beraten. Streben Sie schon vor der Empfängnis einen HbA1c unter 6,5 % an und nehmen Sie zur Vorbeugung von Rückenmarks-Spaltbildungen beim Kind Folsäure-Tabletten ein.

10. Ich habe drei erfolglose Versuche einer künstlichen Befruchtung hinter mir. Ist ein Bluzuckerbelastungstest ratsam?

Antwort: Ja, unbedingt. Bei erfolglosen Versuchen einer künstlichen Befruchtung, besonders wenn Sie starkes Übergewicht haben, sollte eine Glucosetoleranz-Störung oder ein vielleicht noch nicht entdeckter Typ-2-Diabetes ausgeschlossen werden. Eine gute Diabeteseinstellung oder eine Gewichtsabnahme verbessern die Chancen auf eine Schwangerschaft. Wenn Sie ein polyzystisches Ovarsyndrom haben (PCOS), kann sogar eine Behandlung mit Metformin erwogen werden.

Stichwortverzeichnis

UNSER LESER-SERVICE FÜR SIE

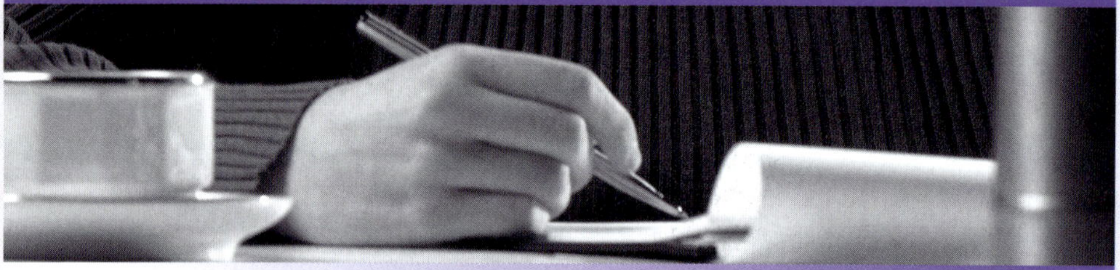

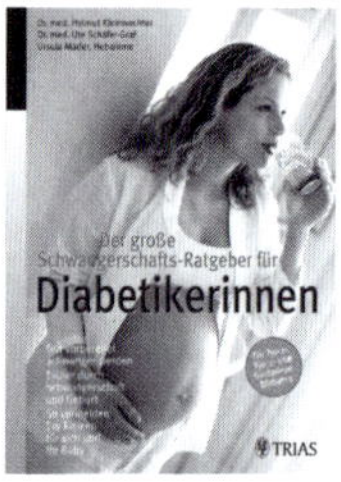

Liebe Leserin, lieber Leser,

wir freuen uns, dass wir Ihnen mit diesem Buch weiterhelfen konnten. Fragen zum Inhalt dieses Buches leiten wir gern an die Autorin oder den Autor weiter.

Auch Anregungen und Fragen zu unserem Programm wie auch Ihre Kritik sind uns herzlich willkommen!

Denn: **Ihre Meinung zählt.**
Deshalb zögern Sie nicht – schreiben Sie uns!

Ihre

Uta Spieldiener

Adresse:	Lektorat TRIAS Verlag Postfach 30 05 04 70445 Stuttgart
E-Mail Leserservice:	heike.bacher@medizinverlage.de
Fax:	0711-8931-748